今中健二

元 中国江西省新余市第四医院中医師
神戸大学大学院非常勤講師

医療従事者のための
中医学入門

体質を知ると病気がわかる

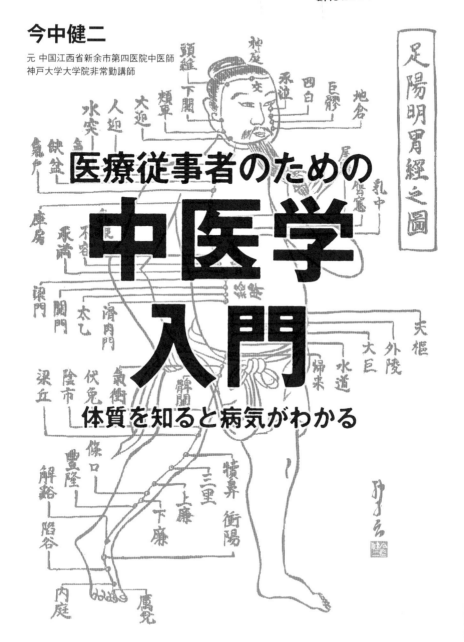

MC メディカ出版

推薦のことば

　私の専門は、家族看護学である。家族を対象とした看護は、古くはナイチンゲールの時代から存在していた。ナイチンゲールは、看護における家族と家庭環境の重要性に気づき、家庭での健康増進活動の実践を論じ、家族全体を対象とした看護実践を行うように指示していた。これは、家庭環境を含めた環境を整える中国医学の治療と養生に類似している点が多い。例えば、中国・北京中医薬大学での中医看護学では、中国医学を取り入れた看護学教育を行っており、特に伝統診断法のひとつである脈診を重要視している。さらに、按摩、鍼灸や抜罐療法（吸い玉療法）で経絡を刺激し、血流の改善や、薬膳師との連携により体質に合わせた食事提供が行われ、中国医学の知識と技が日常の看護に浸透している。

　私の研究室には、中国の看護大学で中医看護学を履修した中国人看護師が複数在籍している。中国の看護大学と連携しながら、日本における中医看護学の確立を目指す取り組みを行っている。大学院では、国内外の非常勤講師を招聘し、家族看護学の枠組みで中医看護学の講義を提供しており、中医看護学に関する研究も進めている。

　また、私は、大学院で高度実践看護師教育課程として家族支援専門看護師コースを開設し、診断・治療に関わり、ケアとキュアを融合した高度な看護実践を展開できる教育を行っている。家族支援専門看護師はキュアを行うが、特に中医看護学の応用に注目している。家族員の体質を考慮し、そのひとの自然治癒力を重視する中医看護学は、新型コロナウイルス感染症の予防・治療にも有効である。今後、看護職者にとって、中医看護学の理論と実践が不可欠な時代になると予測している。

　大陸からの影響を受けたわが国では、中国医学がもつ医学理論も生活様式に浸透しており、家庭環境において受け入れやすいものが多い。このように考えると、本書のもつ意義は極めて大きなものとなる。看護学研究者だけでなく、多くの医療従事者が本書を手に取られ、医療とその学問にさらなる発展がもたらされることを切望する。

　2020 年 8 月

神戸大学大学院保健学研究科・家族看護学分野教授　**法橋尚宏**

序　文

　高齢化社会に突入し、その影響は医療全体に大きな影響を与えています。患者数の増大と医師数のバランスが崩れ、在宅介護や在宅看護、それから在宅ケアに大きな期待が寄せられることとなります。

　その中で、それに関わる医療従事者の医学知識のアップデートやさまざまなスキルアップは必須です。

　さらに新型コロナウイルス感染症による環境の変化で、予防医学や未病ケアにも、今後は力を入れていかなくてはならないでしょう。

　それらを解決できるアイデアとして、中医学の存在が面白い。

　中医学の特徴は、「人は自然とともにある」という考え方とその体質を知ることにあります。

　そして、未病を治すという言葉があり、患者自身がまだ感じていない体調変化も診断し治療することができます。

　これらを合わせると中医学は、季節や天候、衣食住を含む生活環境要因、そして精神的な要因などの患者を取り巻く環境と患者自身の体質をアセスメントすることができる魅力的な医学であり、これが先に挙げた在宅看護や在宅ケアにとても有効です。

　人が病気に侵されるのは、ウイルスや外傷などもありますが、多くは生活習慣などの環境要因が影響しています。しかし病変が見られる場合でも、現代医療では対処はできるがその環境要因を改善はできない。さらに、この環境要因を改善しないと、どれだけ病院で適切な治療を行っても、根本解決に結びつきません。

　その根本解決が、中医学の理論に基づいた診断法による体質診断と、それに合わせたさまざまな治療法です。

この治療法も、特殊な漢方薬が必ず必要であったり、鍼灸のような資格を有しなければ行えないというものではありません。それこそ環境を整えるのですから、もっと生活に密接した環境改善で行えます。それは食事であったり、室内の明るさや温度のケア、入浴や睡眠のアドバイス、簡易な運動養生やマッサージなどです。

　患者を取り巻く環境ケアを行い、その人をより健康な状態に導くことが中医学で可能になるのです。

　中医学の普及で、今後ますますそれぞれの立場や職能をより活かすことが期待できます。そして、患者のみならず医療従事者も輝ける社会が構築されることを期待します。

　2020 年 8 月

元 中国江西省新余市第四医院中医師
神戸大学大学院非常勤講師

今中健二

医療従事者のための
中医学入門
体質を知ると病気がわかる

Contents

Column

【おすすめレシピ】　中元君子

【マンガ】　小豆だるま

第 1 章

整体観念・弁証論治

中医学の土台となる整体観念と弁証論治

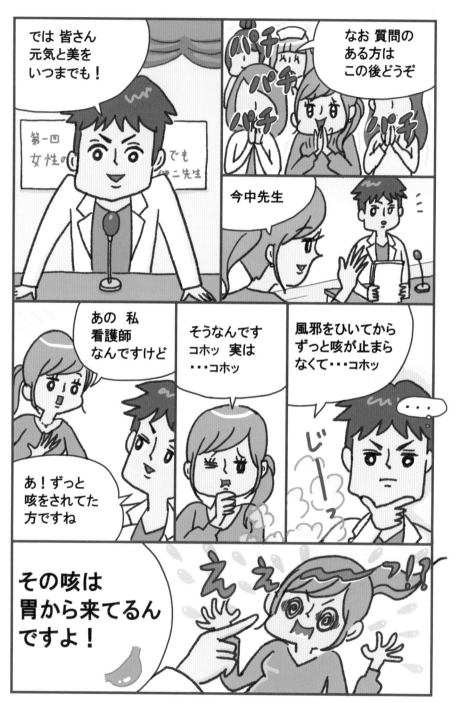

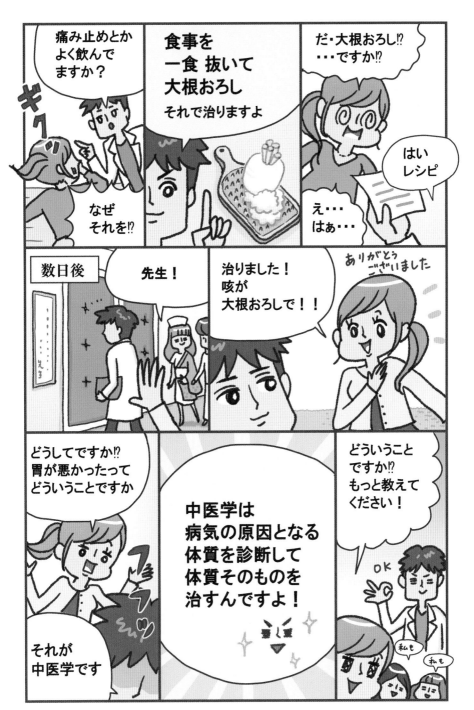

では 皆さん
元気と美を
いつまでも！
第一回
女性の
でも
二先生
パチ
パチ
パチ
パチ
なお 質問の
ある方は
この後どうぞ
今中先生
あの 私
看護師
なんですけど
あ！ずっと
咳をされてた
方ですね
そうなんです
コホッ 実は
・・・コホッ
風邪をひいてから
ずっと咳が止まら
なくて・・・コホッ
・・・
じーー
その咳は
胃から来てるん
ですよ！
ええーっ!!?

13

中医学の大切な要点

中医学と聞き、思い浮かぶのは何でしょうか？　漢方薬や鍼灸、ツボ療法などをイメージされるのではないでしょう。そもそも中医学という言葉も聞く機会が少ないので、実際にはどのような医学なのか知らない方が多いと思います。

中医学の大きな特徴は、「人と自然は一体である」ということ。

人の体は自然から絶えず影響を受けているので、人間も自然の一部と考えます。また、体の各器官を切り離して考えたり、病気になった部分だけに注目して治療したりすることはありません。

例えば、誰もが一度は経験がある体調不良。朝起きるのがつらかったり、倦怠感があったり、病院で受診するほどの症状ではないけれど、日常生活や仕事に支障があるような体の不調を「どうにかしたい」と思ったことはありませんか？

病院へ行っても原因がわからず、とりあえず処方された薬を飲んでも改善しない。そのうち病気ではなく体質ではないかと諦めてしまうことも……。このように原因不明のまま、不安を抱えている方は少なくありません。

中医学では、一人ひとりの体質に合わせて診察を行い、体質を診断し、改善を目指します。そのため、ほかの患者さんと同じ症状で

あり病気であっても治療法が同じとは限らないのです。

　現代では、医学は日々進歩を遂げ、変化し続けています。一方で中医学は2400年以上前から培ってきた歴史があります。そしてその臨床実績は確立しているのです。

　これから中医学を学ぶことにより、現代医学の新たな選択肢として幅広い視点を持つことができると思います。従来の現代医学は発展途上にあり、診断がつかない病状も少なくありません。そのために苦しんでいる患者さんがいることは事実です。中医学は必ず診断のつく医学であり、体質を根本から改善する個別的な治理が行えるといわれています。そんな悩みを一人でも多くの方々に提供できるよう、中医学のキホンをここで学んでいきましょう。

　はじめに中医学の歴史について触れてみましょう。

 ## 中医学の歴史

　数千年の歴史を持つ「中国伝統医学」（略して中医学）は、中国の各地域によってさまざまな医術が発展してきたといわれています。
　そして、約2400年前に中国全土に広がっていた医術を一つにまとめようと、世界最古の医学書といわれる『黄帝内経』がまとめられました。『黄帝内経』は人体のしくみ、病理、診断、治療、予防を系統的に解説している中医学の基礎医学を確立したバイブル的な書物といわれています。

これらの医術は東、西、北、南、中央の環境や地形、食生活など、それぞれの特徴から発展してきた医術を取り入れ医療体系を作り上げています。

　東方では、石を使った砭石療法が生まれました。今でいう、刮痧療法の一つです。山や丘陵で暮らす西方では、漢方が採取しやすいため薬物療法が盛んでした。遊牧民の地域で寒冷地にある北方はお灸が発達し、高温多湿である南方では、筋肉のまひや痙攣などの病気が多かったので、鍼治療が発達しました。

　その後、前漢時代には、『黄帝内経』の不足を補い81個の問題と答えを解説した『難経』が秦越人によって書き上げられました。前漢から後漢の時代には、張仲景が黄帝内経と難経の理論に基づいた『傷寒雑病論』を著しました。これはのちに『傷寒論』と『金匱要略』の2冊に分けられます。これらの書物は現在でも色あせることなく、中医学を学ぶ者は必ず学習することが必要とされています。

　諸説ありますが、日本の医学の発展は中医学がもとになっており、歴史的には285年に百済の王仁が論語とともに鍼灸を伝えたとされています。

 ## 整体観念とは

　「人は自然の一部である」という考え方があります。中医学は各器官や組織のそれぞれの働きを別々に切り離して考えることはしません。

　宇宙に目を向けると、太陽や地球、月などの関係です。一定の距

離を保ちながら公転、自転を行うことで完全体となります。そのた
め、40億年以上も変わらない存在としてあり続けているのです。
人の体もこのような自然のしくみと同様です。自然と影響し合い、
統一体であるという思想を整体観念と呼びます。

　自然界で起こることは、体の中でも起こります。
　例えば飛行機の中で気圧が下がると、スナック菓子の袋がパンパ
ンに膨張します。人の体も同じように気圧の低下によって体に変化
が起こります。さすがに見てわかるほどの膨張ではありませんが、
その膨張した部位に水分がたまり、むくみとして出現することがあ
ります。このように自然界で発生することはすべて人の体にも起こ
り得ます。

　例えば水に熱エネルギーが加わると水蒸気になり、やがて上昇気
流が発生します。人の体も暑さが体の中に入ると熱が発生します。
すると血液など体内の水分が体の上の方に上がります。その結果、
顔が赤くなったり、顔にむくみが出たりします。

　一方で物質は冷えることで硬くなります。それは人の体も同じで
す。皮膚、血管、筋、骨などが硬くなります。そのうえ、気持ちま
でも硬くなります。
　冬になると、なんとなく億劫になり活動量が減少します。人も自
然も同じであるということが伺えます。
　このように、それぞれの事象や働きが影響し合っています。
　例えば、糖質の多いものを摂取すると血糖値が上昇します。糖質

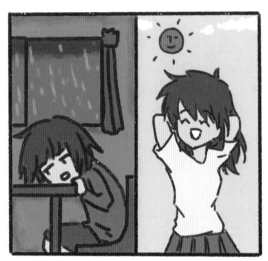

図1 整体観念の考え方

は粘着力が強いので、さまざまな物質をくっつけることで粘度がさらにアップします。つまり吸収された糖質により、ドロドロになり血管内を流れにくくなります。そして筋までも硬くなります。このような状態を放置しておくと腫瘍になることもあります。また、粘度の高い血を流すために血管内の圧力が高くなり、高血圧になることもあります（図1）。

　このように、体に表れた症状は、原因から考えれば自然なことなのです。中医学ではこれらのことを病気ではなく現象として捉えます。

　前述の高血圧ですが、西洋医学では、生活習慣の改善に加え、降圧薬が処方されることがあります。

　長期間にわたり血圧が高い状態である場合、血管はもちろんほか

の組織にも負担がかかります。そのために降圧薬で血圧を下げ、心疾患、脳卒中などのリスクを回避するのです。

しかし高血圧の原因が糖質によるものであれば、糖質制限をすることで高血圧を解消することができるのです。それには、何が原因なのか突き止める必要があります。

中医学では、原因がわからない病気はないとされています。原因を突き止めるためにあらゆる情報を収集し分析します。顔色や体形はもちろん、動作、話し方、表情、服装、家族、地域、環境、天候など、患者さんに関わるあらゆる情報を診断に活用します。

まずは整体観念を土台に、弁証論治で診断、治療を行います。

それでは次に弁証論治について学んでいきましょう。

弁証論治とは

弁証と論治の２つを合わせた理論を「弁証論治（べんしょうろんち）」といいます。中医学において病気の診断・治療する際、必ず弁証論治に基づいて行われます。

「弁証」とは、まず四診（望診（ぼうしん）・問診（もんしん）・聞診（ぶんしん）・切診（せっしん））により患者さんの症状を診ていき、中医学の基礎理論である陰陽、臓腑（ぞうふ）、気、血、津液（しんえき）などを総合的に分析します。そこから病気の性質や部位、原因を突き止め分類していくことをいいます。

「論治」とは、前述の弁証によって導き出した結論をもとに具体的な治療法を決めていくことです。

中医学は病気の原因となる体質を診断し、体質そのものを改善する医学です。病気の症状だけを診るのではなく、それらを引き起こしている体質を診ることが重要になります。

　診断した体質のことを「証」と呼び、それを弁じることから「弁証」といいます。

　弁証論治は中医学の核になります。たとえ同じ病気でも病症が異なれば治療の方法も異なります。このことを「同病異治」といいます。また、異なる病気でも病症が同じである場合は治療の方法は同じになります。このことを「異病同治」といいます。

　例えば、胃にポリープがある患者さんがいたとします。食事をすると胃痛を感じたり、消化不良を起こしたりします。そこから便秘になる可能性もあります。また、胃の不調が口内炎として現れることもあります。このように胃痛、消化不良、便秘、口内炎といった症状を中医学では「症」といいます。

　胃のポリープについては医師が診断した情報です。それを専門用語で「徴」といいます。また、発症してから治癒するまでの期間を「病」といいます（図2）。

　この患者さんの場合、食べ過ぎ、飲み過ぎによる胃湿熱証と診断します。胃湿熱証とは中医学の体質を表す用語です。胃の水分過多、胃の働きが活発過ぎる状態を指します。その原因は過剰な水分摂取により胃の消化機能が低下したためです。食べたものがいつまでも胃に停滞し続けたため、早く消化しようと胃が発熱すると、胃酸の分泌が活発になるので胃が荒れた状態になるのです。

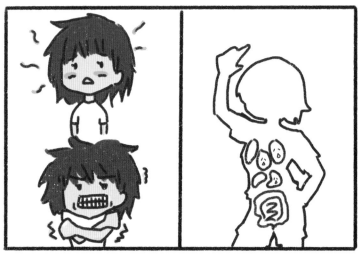

図2 症と征

　症状だけを診るのではなく、このように「証」を診断し根本にある原因を突き止めることで、体質に合った治療を行うことができるのです。

　中医学では、病理変化（症状）を症と征、四診などからひも解いていきます。また、何度も言いますが、体質そのものを導き出していきます。その体質を「証」といいます。証を導き弁じることから弁証といいます。

　このように中医学の土台は「整体観念」「弁証論治」の2つの概念になります。

中医学理論に基づいた診断方法

　体質を改善するために、体をマネジメント（治理※）し、討論することを論治といい、前述で学んだ弁証と合わせて「弁証論治」といいます。

　具体的には、どのようにして体質である証を知るのかは、中医学の独特な診断方法である四診によって診ていきます。

　四診とは「望診」「問診」「聞診」「切診」の４種の診断法で、患者さんの状態を診ます。

　望診では、目で見てわかる顔色や体形、肌のはり、運動機能、舌（これは舌診といいます）などの状態を診ていきます。

　問診では、患者さんとの会話を通して情報を引き出していきます。このときに望診や聞診も同時に行います。患者さんの日常生活からも病気の原因がわかることがあるので、さまざまな情報から診断を行います。そのため、消化器系の不調を訴えているのに、膝の痛みについて質問するなど、ときどき患者さんに驚かれるような質問が多くありますが、経絡に沿った病変について考察していくためです。

　聞診では、会話から声のはりやかすれなどの声の質、話し方や速さ、さらに体のにおいを観察します。

　切診とは、触診のことです。中医学では患部に触れるだけでなく、独特の診断法として脈診があります。手首の脈に触れることで体の

※治理
　中医学では病症の治療を最終目的としません。病症が発生しないメカニズムを作るために生活習慣や考え方をマネジメントすることが目的です。そのことを治理といいます。

様子を知ることができるのです。これらの四診を行い、集めた情報で弁証していきます。

この弁証論治をしていくと次のような事例が見えてきます。それが異病同治と同病異治です。

先ほど挙げた胃痛、消化不良、口内炎、便秘ですが、西洋医学の場合、診断後、それぞれの症状に対して薬剤が処方されます。しかし中医学では胃湿熱証と診断を行いました。その治療法として、漢方薬を処方したり、ツボ療法を行ったりします。また、食事での改善も可能です。胃湿熱証の場合、じつは大根おろしをすすめることがあります。胃痛の場合も同様です。

大根おろしは健胃作用により、胃の消化が促進し胃痛が軽減します。口内炎は胃の経絡と関係があり、胃を改善することで口内炎も良くなります。この患者さんの場合、大根おろしによって胃の消化が良くなると便秘も改善します。このように違う病症であるにもかかわらず証が同じならば、治療方法も一つになります。このことを異病同治といいます。

一方で、同病異治というのもあります。

例えば頭痛ですが、頭痛といっても痛みの種類や出現部位はさまざまです。そして多くの方が痛みに悩み、日常生活にまで支障をきたすことがあります。中医学は根本原因を知ることを得意とした医学であるため、その治療は効果的です。

中医学では、頭痛はこのように分類します。

・めまいや立ちくらみを伴うジリジリした痛みがある⇒貧血性の頭痛

・血圧が上昇した際に痛みが増し、顔の赤みを伴う。緊張型頭痛ともいわれる。⇒高血圧性の頭痛

・熱中症などの外的熱証によって起こり、頭頂部に熱感と痛みがある。⇒熱性の頭痛

・胃湿熱証に多くみられ、頭重感と倦怠感がある。時には胃が原因のために吐き気を伴うことがある。⇒胃の熱証による前頭葉の頭痛

・低気圧や水分過多により発生した頭部のむくみにより、頭部への循環が滞る。湿度が高くなると痛みが増す。⇒湿邪による頭痛

　このように頭痛はいくつもの原因がありますが、原因に違いがあると治療法も異なります。このことを同病異治といいます。

★ここまでのおさらい★

　整体観念では人は自然の一部であり体の器官や組織などお互いに影響を受けながらバランスを保つことを学びました。症状だけを診るのではなく、患者さん一人ひとりの体質を診ていくための弁証論治がありました。その解説で重要になるものが陰陽学説と五行学説になります。

第 2 章

中医基礎理論

中医学のしくみについて

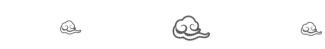

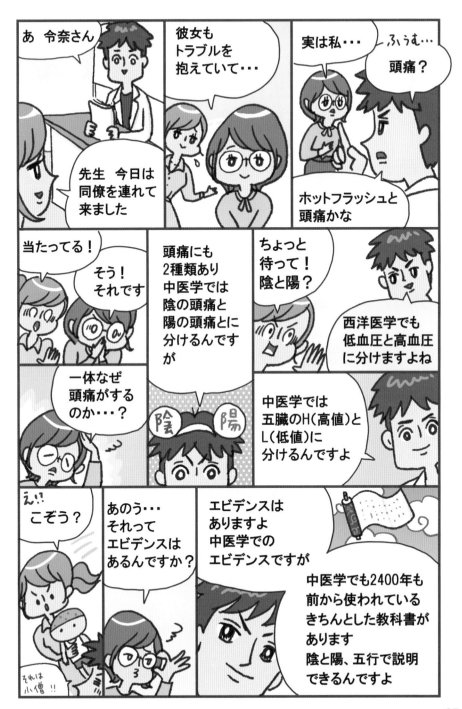

27

陰陽学説と五行学説

　中医学の核心は陰陽学説にあります。

　陰陽学説は「物事をすべて陰と陽の二極に分けて考える」理論です。イメージ的に善悪で分けるものと思いがちですが、それぞれの性質で二極に分けているのです。陽は「明るい」「暑い」といった動的な性質。一方、陰は「暗い」「寒い」といった静かな性質です。2つの性質は相反しますが、つねにセットであり、バランスを保っています。

　陰陽の分類については表1を参考にしてみましょう。

　陰陽は日本人の生活に溶け込んでいる感覚であり、対義語にも似た分類なので深く考えることなく自然に分けることができると思います。

表1 陰陽属性の分類

陽	上	高	動	外	男	若	明	大	多	奇数	左
陰	下	低	静	内	女	老	暗	小	少	偶数	右

　陰陽は中医学だけではなく、じつは西洋医学にも当てはめることができます。それは血液検査で表示される「H」と「L」です。これを二極に分けると、Hは高値なので陽、Lは低値なので陰になります。血液検査は、疑わしい病気に合わせて検査項目を選択し行います。そして、検査結果が基準範囲内であれば治療対象とはしませ

ん。逆にHまたはLと基準範囲から逸脱している場合、項目ごとに治療を行うことがあります。

　では、中医学ではこのような陰陽をどのように活用しているのでしょうか。人の体をすべて陰陽で分けていくのはあまりにも多くなってしまうため、五行学説に従って体を5つのグループに分別します。陰陽学説と共に中医学ではこの2つの学説が重要になります。まずは、陰陽学説について学びましょう。

 ## 陰陽学説

1 4つのルール

1）対立と制約

　好みの陽の項目と陰の項目を組み合わせても陰陽の関係は成り立ちません。陰陽の関係が成立するのは、1つの事象に対して同じカテゴリーの対立する事象です。

　例えば「熱」と「寒」です。熱と寒は同じカテゴリーであり、真逆のエネルギーのため対立しています。季節では春夏は秋冬の「寒い（陰）」という陰の気を「陽気（陽）」によって抑え制約しています。秋冬は夏の「陽気（陽）」を抑え制約しています。このように対立しあうもの同士で陰と陽を形成しています。お互いが相手の性質と反対の性質で制約し続けることでバランスを保っています。

2）互根互用

　陰と陽はいかなるときも一対で存在します。例えば気温が25℃の場合、陰なのか陽なのかと問われても答えは出ません。しかし、

昨日の気温が20℃の場合、前日と対比することではじめて今日が陽であるといえます。

　陰であるのか、陽であるのかを判断する条件として、対比するものがあってはじめて陰陽が決まります。お互いがお互いを必要とするもので、単独では存在しません。このことを「互根互用」といいます。

3）平　衡

　自然界における陰と陽は、つねにバランスを保つため、絶えず運動をしています。その働きを「平衡」といいます。

　中医学では、陰陽のバランスが崩れたときに病気が発症すると考えます。冬に体を冷やし風邪を引き微熱が出たとします。この熱は体内に入った寒とバランスを取るために体が生み出した熱ととらえます。また、暑いと感じると冷たい飲み物が欲しくなったり、じっと椅子に座っていると体を動かしたくなったりすることも、陰と陽のバランスを取ろうとする働きです。中医学では、この平衡の力を利用して治療を行うことが多くあります。

4）転　化

　陰と陽のそれぞれが極まると反対の性質になります。夏に暑さ（陽）のエネルギーがどんどん強くなり極まった状態になると、一転して、冬に向かいどんどん気温が下がり、寒さ（陰）のエネルギーが増えてきます。「陽極まると陰となる」と表現しますが、陰と陽が極まると逆のベクトルになります。このことを「転化」といいます。

2 陰陽の医学的活用

　陰陽学説は中医学の臨床において、体の基礎概念、診断、治療にも取り入れられています。例えば男性と女性を陰と陽の特性で分けてみます。男性は陽です。陽は「熱い」「動く」「外に向かう」「上にのぼる」という活動的な性質があります。そのため男性が暑がったり、汗が噴き出したりすることはよく見られます。

　一方で女性は陰ですが、平均的な女性ならば「寒」「下」「内」「静」の性質なので足が冷えたりむくんだり、血行不良があったりします。

　女性が男性と同じように顔から汗が噴き出している状態だとしたら、体調に違和感を覚えることが多いかもしれません。

　男性の場合は、足に浮腫が出たら不調を感じることが多いかもしれません。このように体を巡るエネルギーの基礎概念として陰陽が用いられるのです。

　もちろん病理でも活用します。病邪が熱性のエネルギーを持つものだとしたら、発熱し、上部や外向き、表面に病気が表れやすく、寒性のエネルギーを持つ病邪だとしたら、内部、下方が冷えて、動きが悪くなり、さまざまな機能低下や塊が生じます。

　熱邪が体の中に入ると、体が持つ抵抗力はこの邪を追い出そうとします。熱邪の性質は上や外に流れ出ようとします。

　午前中は陽のエネルギーが強くなる時間帯で、太陽が出てからの正午までは陽の時間となります。この時間帯に発汗を促す治療をす

ると、熱邪を容易に追い出すことができます。

　このように人の体も陰陽に分けることができます。陰陽のどちら
かが多くても、少なくても不調は起こり得ます。そのため、陰陽の
バランスを取っていくことで、健康を保ち、また不調を改善するこ
とができるのです。

 # 五行学説

　五行学説は陰陽学説と同様に中医学に大きな影響を与えた哲学で
す。自然界に存在するものを「木」「火」「土」「金」「水」の五行に
分けることができます。中医学ではこの五行に五臓六腑を当てはめ、
さらに五行それぞれの陰陽を見ることで診断や治療に活用していき
ます。

1 五行の特性

　五行とは人間の生活に必要な材料を示しています。まずは、五行
それぞれの特性について説明していきます。

1）木

　木は曲直。曲と直の性質があります。ものさしや柱のようにまっ
すぐに伸びたり、車輪のように曲げたりできます。木は五行の中で
唯一成長できるところから、成長、昇発、条達などの特性を木の特
性としました。

　五臓に当てはめると肝臓になります。肝臓の一部が悪くなっても
回復することができるのは木の成長の特性によるものです。また、

浄化する働きがあります。土の中の水分に溶け込んだ栄養分を濾過することで行います。

　感情面では、炎上しやすい性質があります。このため、肝臓が悪くなると怒るという感情が現れます。肝臓の血が不足した状態になると少しの刺激でも怒りやすくなります。

2）火

　火は炎上。温熱や炎上して燃え盛る火炎の性質と上昇する働きがあります。火には作用と効果の2つの働きがあります。ものを燃やすのが作用。ロウソクをともすと周囲を明るくするのが効果です。

　五臓に当てはめると心臓になります。中医学では心臓は「君主の官」といわれ、すべての内臓のリーダーとされます。その心臓にも2つの働きがあります。1つは血脈、もう1つは神志をつかさどります。「血脈をつかさどる」とは、循環器としてのポンプ機能で血液を循環させることです。興奮や運動を行い、血液循環が良くなると顔に赤みが増します。

　「神志をつかさどる」とは、生命活動である意識と魂をつなげることです。そのため、この働きが弱くなると精神的に落ち込み、うつ病、双極性障害（躁うつ病、パニック障害）などを引き起こすことがあります。心臓はほとんどの精神疾患に関係しています。

　感情面では、喜があります。「喜ぶ」「笑う」感情は火の働きによるもので、プラスの感情が働くと内臓のリーダーである心臓が強くなり、全身に良い影響を与えます。ただし、炎上の性質から高血圧や熱証に影響を及ぼすため注意が必要です。

3）土

　土は稼穡。春に種をまくこと（稼）や秋の収穫（穡）の性質を表

します。土は万物の母といわれ、物を生み出し、そして蓄える働きがあります。水分やミネラルを蓄え、土にまいた種を芽吹かせます。そして成長を包み込みながら支える働きがあります。土があるから水分を蓄えることができ、種は土に包まれているから発芽して成長することができます。このことを生化、受納といいます。

　五臓は脾臓、六腑は胃になります。脾臓と胃が食べたものから体の気力や血をつくります。消化吸収した栄養分や気や血を必要なところに運搬し全身に巡らせることを運化作用といい、これらは消化の際に水穀の精微、つまりエネルギー物質と不要な物質に分別します。その後エネルギー物質だけを肺に昇らせ、酸素と一緒に全身を巡らせます。

　このエネルギー物質を上方に送る働きを昇清作用といい、この働きが低下すると下垂が起こります。内臓で起こった場合は胃下垂などの内臓下垂となり、頬や胸部、腹部、臀部で起こるとたるみとなります。

　感情面では「思」という感情をつかさどります。そのため「思う」「考える」という感情に影響します。

4）金

　金は従革。革命や改革といった金属、つまり刀による行動を表します。金は鉱物として純金やお金など物質ではなく、金で行う行為のことをさしています。

　五臓に当てはめると肺になります。肺には治節をつかさどる働きがあります。治節とは治療と調節の意味です。肺は華蓋といわれ臓腑の中で一番上にあり、外邪から身を守る傘のような役割があります。肺は外邪を咳や痰により体の外へ追い出します。また、呼吸に

よって、清気と濁気を入れ替える宣発、胃や脾臓から送られてきたエネルギー物質を下す粛降という働きもあります。

感情面では、「悲しい」。さらに季節は秋と関係しているので、秋になると何かもの悲しさを感じるのは、この働きによるものです。

5）水

水は潤下。潤いをつくり、湿らせる働きがあります。

五臓に当てはめると腎臓になります。腎臓には元気を蓄える納気の働きがあり、先天の気と後天の気の2種類の元気を蓄えます。先天の気は、両親それぞれの精が合わさり受精卵となったときに生じた気です。後天の気は、食べた物から脾臓でつくられた気です。この納気の働きが弱くなると元気がなくなると考えられています。

感情面では、恐または驚の感情をつかさどります。子どもでよく見られますが、恐ろしいことが起こり、驚くと失禁してしまうのは水と腎臓の関係があるからです。

このように、自然界を五行に分類し五臓などを当てはめていくことで、中医学では診断や治療に活用しています。

2 五行色体表

体や自然の事象を五行に分類し、まとめました（表2）。

表2 五行色体表

五行	木性	火性	土性	金性	水性
四季	春	夏	―	秋	冬
五方	東	南	中央	西	北
五色	青	赤	黄	白	黒
五気	風	熱	湿	燥	寒
五臓	肝	心	脾	肺	腎
五腑	胆	小腸	胃	大腸	膀胱
五竅	目	舌	唇（口）	鼻	耳（二陰）
五主	筋	血脈	肌肉	皮毛	骨
五華	爪	顔面	唇（乳）	体毛	髪
五志	怒	笑	思	悲	恐（驚）
五精	魂	神	意智	魄	精志
五液	涙	汗	涎	涕	唾
五役	色	臭	味	声	液

五行	木性	火性	土性	金性	水性
五声	呼	言	歌	哭	呻
五動	握	憂	噦	咳	慄
五香	臊	焦	香	腥	腐
五味	酸	苦	甘	辛	鹹
五穀	麦	黍	粟	稲	豆
五畜	鶏（犬）	羊	牛	馬	豚
五菜	韭	薤	葵	葱	霍
五果	李	杏	棗	桃	栗
五化	生	長	化	収	蔵
五音	角	徴	宮	商	羽
五調子	雙調	黄鐘	一越	平調	盤渉
十干	甲乙	丙丁	戊巳	庚辛	壬癸
十二支	寅卯	巳午	辰未戌丑	申酉	亥子

5つのコップでわかる陰陽五行学説

　人の体はチェックするポイントが多すぎて、すべてを陰陽学説で分類していくと収拾がつかなくなってきます。そこで五行学説を用いて体の器官や組織を5つのグループに分類します。私はよくこの5つのグループをコップで表現するのですが、それぞれの名称を木・火・土・金・水として、五行学説のところでお話したように五臓を割り振ります（図1）。

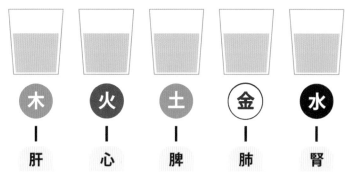

図1 陰陽五行学説①

　コップの中身はエネルギーです。あくまでもイメージですが、健康な状態のときはエネルギーはコップの八分目くらい入っています。これよりエネルギーが多い状態を陽、西洋医学の血液検査でいうとH（high、基準値より高いことを表す）の状態です。エネルギーが少ない状態は陰でL（low、基準値より低いことを表す）となります。このようにエネルギーの状態を二極に分けて考えますが、この

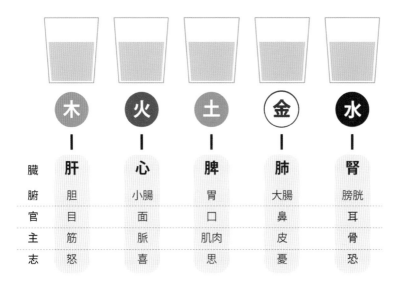

臓	**肝**	**心**	**脾**	**肺**	**腎**
	木	火	土	金	水
腑	胆	小腸	胃	大腸	膀胱
官	目	面	口	鼻	耳
主	筋	脈	肌肉	皮	骨
志	怒	喜	思	憂	恐

図2 陰陽五行学説②

ままでは五臓の様子しかわかりません。そこで中医学では5つのコップをそれぞれグループとして考えます。

　図2では、器官、組織、感情を五行のグループに分けました。
　木のグループは、臓は肝になり、腑は胆で、目と筋があり、感情（志）は怒になります。
　木のグループを診断するときは、五臓の肝の部分を診ていきます。肝のエネルギーが多い場合、肝機能が亢進している状態です。このときは、血圧が上昇したり、脈が速くなったり、体温が上昇したりします。そのため筋肉内の毛細血管も血流量が増加し血圧が高い状態になるので、筋肉がカチカチ、パンパンになり、肩こり、腰痛など炎症が起きてきます。そのため触れると熱いです。また同様に目

にも血が流れ込むので、眼圧の上昇、目の充血などの症状がみられます。また、胆に血が流れすぎると熱化します。熱によって乾燥が生じ、胆石ができることもあります。感情面では、理由もなくイライラします。怒ると木が燃えるように炎上します。これらは、肝が陽になると木のグループのほかの器官や組織も連動して陽になる、ということです。

　ほかの臓でも同様のことが起こります。例えば、心のエネルギーが多くなると脈が速くなります。脾のエネルギーが亢進すると胃のエネルギーも亢進し、胃の炎症や逆流性食道炎を発症しやすくなります。肺のエネルギーが多くなると鼻息が荒くなります。このようにすべてが連動して機能を亢進すると考えます。

　逆にエネルギーが少なくなると、その行のグループ全体の機能が連動して低下します。肝のエネルギーが少なくなった場合、胆汁の分泌量が低下します。また目の血流量が減少し視力が低下したり、筋無力症になることがあります。感情面では、エネルギーが足りないので怒りを表に出すことができず、イライラがくすぶってしまうことがあります。

　やはりほかの臓でも同様のことが起こります。脾のエネルギーが減少すると、胃の消化機能が低下したり、思考力が落ちたりします。腎のエネルギーが減少すると、骨粗鬆症になったり、耳が聞こえにくくなったり、恐怖感を抱いたりします。

　このように五臓それぞれのエネルギーは五行のグループ全体に影響します。この連動した状態を五行の陰陽から診るため、陰陽五行学説といいます。

　このようなことから、中医学での診断では、病理状態にあるとき

は、必ず五臓のエネルギー状態に過不足が生じていると考えます。五臓のコップのエネルギー量、そしてほかのコップのエネルギー量のバランスをみていくのが中医学の診断です。

　では、実際にコップの状態をどのように診断するのでしょう。前述しましたが、筋肉に血が多くこわばり、目が充血、イライラしているというように、組織などの状態から判断する方法もあります。また、手首にある五臓と対応した部位をみる脈診。そして、顔にも舌にもある五臓の専門の診断可能な部位をみる方法などがあります。

気・血・津液

　中医学では、五臓のエネルギー量を陰陽でみると説明してきました。そのエネルギーの正体とは、気・血・津液という３つのもので構成されています。元気の気、血液の血、そして体の水分の津液です。気は陽、血は陰の性質があります。どれも大切ですが、特に気と血はセットで巡り全身を栄養します。前述のコップの中身はこの気・血なのです。津液は血が不足してきたときに血を補い、あらゆる組織を潤しています。

　それでは、一つずつ説明していきましょう。

1 気

　気は目には見えませんが、生命活動の根本となるエネルギーとして機能しています。

　体の中で血とセットで全身を絶え間なく巡り、津液を必要な部位に運んだりもします。

　その働きは５つあります。
①推動作用
②温煦作用
③防御作用
④固摂作用
⑤気化作用

1）推動作用

　さまざまなものを動かし推し流す働きです。血を流したり、津液を流したりして体内の水分を汗や尿として排出させるのは気の推動作用によるものです。ほかにも胃に入った飲食物や感情も推し流します。この作用が低下すると血の流れが悪くなるために、しびれや無力、痛みを生じることがあります。

2）温煦作用

　温める働きです。人は食べたものを胃で消化し気を作ります。体温を維持できたり、食べると体が温かくなるのは温煦作用によるものです。この作用が低下すると冷え性が起こります。

3）防御作用

　いわゆる体の抵抗力です。通常は皮膚のすぐ下を巡る気が外邪の侵入を防ぎ、万が一侵入された場合には、その部位に集まり侵入を阻みます。

　温煦作用でも触れましたが、気は胃で作るので、胃が弱くなると防御作用も低下することがあります。そして気の作用を調整する働きもあります。これは後でお話しします（p.79 参照）。

4）固摂作用

　留める働きです。体の中を流れるものはすべてサラサラが良いわけではありません。血流は血管の中、津液は細胞の中などというようにあるべき場所に留まってもらわないといけません。漏れ出さないようにするのが固摂作用です。固摂作用が及ぶものには、血管内の血液、皮膚の下の汗、尿、便、それから内臓です。内臓下垂を起こさないように作用します。

　この働きが低下すると、さまざまな組織から血や津液が漏れ出し

ます。症状としては皮下出血、不正出血、尿や便の潜血反応です。腹水、骨の中の津液が漏れ出すと骨粗鬆症、内臓や皮膚の下垂、むくみやポリープなどを発生させます。

5）気化作用

　気化熱による体温調整の働きです。体の水分を気化させ、汗や呼吸によって体温を下げ、異常な体温の上昇を防ぎます。この働きが低下すると皮下脂肪が溶けることなく、汗を出せず、熱がこもったままになるのでアトピー性皮膚炎や、喘息、動悸、治りにくい咳などになることがあります。

　前述の陰陽学説に戻りますが、陰陽は互根互用があり陰と陽は必ず一対であることを説明しました。しかも対立と制約で、お互いが一方を制約しながら真逆の働きをするという一対です。

　気の働きも同様で、推動作用は流し動かしますが固摂作用は固めて留まらせます。その動きはまるでアクセルとブレーキのような関係です。また、温煦作用は体を温め、気化作用は体を冷まします。これも対立した関係です。温め過ぎても、冷まし過ぎてもよくありません。このペアを調整するのが防御作用です。中医学の免疫力とはこの防御作用を指し、その働きは、流すか留めるか、温めるか冷ますかの調整機能なのです。

　中医学の治療法は、体の血流が良いのか悪いのか、体温が高いのか低いのかを考えてそれを調整します。これを扶正祛邪といい、正気を助け邪気をのけるという考えです。

2 血

　中医学でいう血は西洋医学でいう血液を指します。しかし赤血球、白血球などの成分を区別することはありません。ところが生成や働きには違いがあります。血は気と同様、食べた物から胃と脾で作られます。肝で蔵し、心が管理します。

　血の主成分は、営気と津液です。営気とは胃と脾で飲食物から作られた栄養分が豊富な気をいいます。

　中医学の健康に関する考え方では、血がとても重要です。血は気とセットで経絡という気血の通り道を通って全身を循環します。その回数が1日あたり50回。この50回よりも多すぎてもダメ、少なすぎても病気になると考えます。

　多すぎるのは熱が体に多い状態で、陰陽でいうと陽の状態。この時は高血圧になったり、咳が出たり、体に赤みが出たりすることがあります。逆に少なすぎる状態は、気血が何らかの要因で流れにくいのです。血虚のために流れる血が少ないこともあります。すると痛みが出たり腫瘍ができたり、鬱になったりすることもあります。

　この「流れすぎている・流れていない」という状態を先に学んだ陰陽で考えるのです。

1）血の作用

　血の作用は主に2つあります。栄養作用と滋潤作用です。血は全身の脈中を巡りながら臓腑や皮膚、筋肉、骨などに栄養を運びます。同時に肌や髪など栄養したところすべての部分を潤わせます。

　肌の血色いわゆる赤みは血が循環している証拠です。循環がよく

なり血が満ち足りてくると運動神経や感覚を鋭敏になります。末梢の隅々まで血が巡ると特に指先の感覚が鋭くなります。

2) 血の不調：血虚

血が単独で発生させる病気に血虚があります。血虚とは血が不足している状態で、西洋医学でいう貧血と似ています。大きく分けて2つのタイプがあります。

一つは体の血液量自体の不足による血虚。もう一つは津液が多く血が薄くなった血虚です。症状としては、白いという状態がみられます。それは、顔色が白くなったり、舌の色が白くなったりします。また、血不足のため栄養も不足し組織の機能低下がみられます。筋肉の場合は無力状態になり、皮膚では乾燥やひび割れが起こり、痛みやしびれなども出現します。

3) 血の不調：血瘀（けつお）

何らかの原因によって、気の推動作用が弱くなり血を推し流せなくなったり、津液が病変してしまったせいで血の流れが悪くなったりすることがあります。そのように血流が阻害された状態を血瘀（けつお）といいます。

中医学では「不通則痛」という原則があって、血瘀が起こると必ず痛みが出てきます。流れが滞り通らなくなると痛みが出るという意味です。

3 津液（しんえき）

「津液は西洋医学でいうリンパですか」とよく尋ねられます。津液はリンパ液を含む体全般の水分で、涙や鼻水、胃液、関節液、汗、尿など、血以外のもので、体のあちこちにあります。

万が一血が足りなくなったときには、津液が血脈に飛び込み血になります。なので内容構成は血とほぼ同じです。

　津液も気と血と同様に、飲食物から胃と脾で作られます。津液は蔵するところも、管理する臓腑もありません。液体なので自然の摂理のまま引力で低いところに流れていきます。立っていれば足のむくみという状態ですね。それを引き起こさないために脾がもつ昇清作用によって老廃物が混じっていない津液を上にあげています。老廃物が混じった水分全般は腎が管理しています。

1）津液の作用

　津液の主な作用は全身を潤す働きがあります。

　津液は「津」と「液」に分けられます。津は液よりサラサラしていて、汗や唾液のように体の中でも比較的運動性があります。人体の体温調整にも関わり体内の余分な熱を汗や尿などで排出します。流れのよい津に比べ、液は粘り気があり、関節液、骨髄液などのように、組織内にとどまりゆっくり滋潤します。

2）津液の不調

　津液は、病変を起こすと水湿痰飲と呼び名が変わります。湿は気体の状態で、湿気のようにどこにでも流れ込み、気の推動作用（p.43 参照）を低下させます。雨降りなどで湿気が多い日やむくみが発生しているとき、気持ちや体が重だるくなったり、消化が悪くなったり、肩こりや頭痛が発生することがありますが、体の湿が関係しています。

　湿はよく出てきますので、名前を覚えておいてください。

　ほかの「水」「痰」「飲」をお話ししていきます。

水は湿が集まり液体になったもので、腹水や胸水、関節にたまった水がこれです。

　次に痰。西洋医学では気道で発生すると学びます。実際、多くの場合は気管支で発生しますが、体のどこでも発生します。そして痰が血管を圧迫すると血流循環を阻害し、さまざまな問題が起きてきます。例えば麻痺やしびれです。中医学では痰湿瘀阻（たんしつおそ）といって、経絡の中を流れる気血の運行を痰や湿が阻害して流れなくなった状態をいいます。このように気血の流れに異常が起こると病気が発生します。

　そして飲。胃と腸の間の十二指腸にたまった水分のことです。これがたまると、食べられるけどすぐにおなかが張るようになったり、十二指腸の働きが悪くなったりするので、十二指腸につながっている胆嚢（たんのう）や膵臓（すいぞう）の働きも悪くなったりします。飲とは聞きなじみのない言葉のようですが、「溜飲が下がる」というように日常でも用いられます。この溜飲は胃でたまったモヤモヤを表し、胃に関係する「思う・考える」という感情を下げることを表しています。

　これらは「湿‐水‐飲‐痰」の順に粘りが強くなります。この水湿痰飲は、難治性疾患の原因になっていることが多いです。

中医学を取り入れたペット動物の診療での気づき

獣医師
木下あゆみ

　中医学をペット動物の診療に取り入れて気が付いたことがあります。それは、ペットたちは外界からの影響を受け、不調になりやすいということです。

　例えば、最近多くのペットが室内飼いになり、年中冷暖房の中で暮らすようになりました。それでも、風が強い日はくるくると舞い上がる風の影響でペットたちはソワソワして落ち着きません。痙攣発作やめまい、皮膚のかゆみを訴えます。

　寒い日は、布団やソファーの上でぎゅっと丸まって静かにしています。冷えがお腹にくると、嘔吐・下痢や膀胱炎、腰背中の疼痛を訴えるペットが増えます。雨の日は重い湿気のせいで、けだるそうに寝ていることが多いです。ご飯もあまり食べないし、動きたがりません。雨の日は排便排尿をしないという子もいます。ずっと室内にいても、屋外の影響もしっかり受けているようです。

　ペットにさらに影響を与えるものがあります。それは飼主です。よくペットは飼主に似ると言います。顔も体格も性格もそっくりなペットと飼主をよく見かけます。飼主の食事やおやつをもらったり、一緒に夜遅くまで起きていたり、ずっと一緒に過ごすうちに、食生活や生活習慣が飼主と同じになっています。

　そういう場合、体質も不調もよく似ています。ペットに病気が発覚したとき、飼主やそのご家族の誰かが同じような病気を患っていること

もよくあります。また飼主の精神的な変化にペットたちはとても敏感で、ペットの様子をみれば、飼主やそのご家族の現在の状況がわかることもあります。

　このように、ペットたちは自然界や飼主さんなど外界からの影響を受けています。子は親の鏡といいますが、ペットは飼主の鏡です。ペットの不調は飼主の不調。逆もまた然りです。お互いの変化を見逃さず、早めのケアを心がけていきたいですね。

蔵象学説

　陰陽学説では、体を診断するにあたって、五臓のエネルギー、すなわち気血の状態の陰陽をみるということを学びました。それが中医学の極意でもあります。

　そして健康でいるためには、気血が経絡を通って全身を1日50回循環するという原則を維持することとお話ししました。そのためには、どこで気血を作り、どのように循環し、どうやって管理しているかを知らなくてはなりません。それを蔵象学説で学びます。

　蔵象学説とは、臓腑から引き起こされる現象を理解するものです。蔵象の「蔵」は臓器そのもののことで、「象」は生理、病理における現象のことです。正常な状態であるときの臓腑と、病気のときの臓腑を観察し分類することで生理機能と病理作用を説明するものです。

　臓腑は「臓」と「腑」に分かれます。臓は、肝、心、脾、肺、腎の五臓で、蔵を意味します。酒蔵の蔵のように加工・製造し、貯蔵します。腑は、胆、小腸、胃、大腸、膀胱、そして三焦を加えたのが六腑で、集まる場所を意味します。ですから、もちろん腑も大切ですが、臓のほうが役目が多く重要です。そして各臓腑は相互関係があり、五臓にはそれぞれ対応した腑があります。

　中医学で学ぶ臓腑の働きには、西洋医学と同様のものもありますが、中医学ならではの働きもあります。この働きを理解すると、現代でも原因不明の疾患、不定愁訴とよばれる疾患、精神疾患などの原因が明確になります。

蔵象学説は中医学でも大切な理論で、学びが深まってくると、陰陽学説、五行学説との関係性が明らかになってきます。さらに自覚している病気だけでなく、見えていない疾患や今後予測される病気、予後がわかってきます。

蔵象学説の要

　蔵象学説の軸となる考え方は五臓を中心とした整体観にあります。この整体観は次のことが大切です。

1）臓と腑は陰陽の関係にある

　五臓にはそれぞれ対になる腑があり、臓と腑は陰陽のまたは表裏関係にあります。臓が陰（裏）で、腑が陽（表）です。「肺―大腸」「心―小腸」「脾―胃」「肝―胆」「腎―膀胱」のように対になっています。表裏の関係にある臓腑は、体の中では臓のほうが重要度が高く、いきなり臓が病気になるのではなく、臓をブロックするような形で先に腑に症状が出ることがあります。例えば、脾臓が弱くなる前に、胃もたれや胃潰瘍のような症状が出たり、腎が病気になる前に、膀胱炎や頻尿などの症状が出たりすることがあります。

2）すべて五行に当てはめることができる

　五臓はすべて五行に当てはめることができます。「肝―木」「心―火」「脾―土」「肺―金」「腎―水」となります。また、五行の相生相剋関係も臓腑間で当てはまります。このことから人体は一つの整体（統合体）といえます。言い換えると、自然からも影響を受け、臓腑間や各組織でも相互に影響し合っています。

3）さまざまな精神活動に関係する

　五臓の生理活動とさまざまな精神活動には関係があります。「怒り」は肝臓に影響し、「思い」は脾臓に影響します。「驚き」や「恐怖」は腎臓を、「悲しみ」は肺を傷つけます。「こころ」という精神面全般は心臓に影響します。内臓（五臓）が機能低下すると思考活動に影響を与え、逆に思考活動や感情に異常が起きると、五臓の生理活動に影響が出てきます。

4）体内・体外のバランスが重要

　五臓の生理機能は、体内・体外のバランスが重要です。すなわち外部の環境に適応できるよう体の状態を整えておくことが必要です。夏の暑い日には体を冷やしたり、冬の寒い日には体を温めたりするなど、体内と体外のバランスをとることが大切です。

 # 五　臓

　中医学が考える臓腑の個々の働きと役割を説明します。西洋医学と同様の機能もありますが、中医学独特の役割もあります。

1 心

　心は五臓のすべてを統括しています。例えると大統領のような位置づけです。

1）心の働き

①血脈をつかさどる
②神志をつかさどる

2）心に関連するもの

五腑－小腸：生理活動的に関係はありませんが、精神的ストレスが
　　多いと小腸で吸収力が低下し、腹部膨満になることがあります。

五竅－舌：心に精神的に過度なストレスを受けると失声症になるこ
　　とがあります。西洋医学では脳の問題ととらえがちですが、中医
　　学では心の問題と考えます。

五華－顔面：心の生理機能の状態が、顔面部の色やつや、時には表
　　情からわかります。

五液－汗：過度の緊張により、たらーっとかく汗や、手のひらにか
　　く汗です。

五主－脈：全身の血脈の働きを統括しています。

五志－喜：喜は、一般的にポジティブな感情ですが、過度になると
　　心神を損傷します。すると、失眠が発生することがあります。

　「血脈をつかさどる」とは、血を管理することです。血は胃と脾
臓で作られるのですが、この血の栄養素を調整するのは心が行いま
す。そのために小腸から吸収してくる津液（栄養素）が大切になっ
てきます。心と小腸の関係は、胃を通っておりた消化物の中から津
液の「液」を吸収します。

　「神志をつかさどる」というのは、精神面全般です。すなわち、
こころを管理します。ですから精神的に刺激があると、手に汗をか
いたり、顔の表情に変化が出たり、脈が速くなったりします。喜ぶ
という感情も心がつかさどります。

　心が弱くなると、鬱になることがあります。また、ざわざわ感を
伴う動悸、睡眠障害、多夢、心痛が出ることもあります。

2 肺

肺は、体の中の市場です。昔の市場というのは、物々交換をする場所です。肺では二酸化炭素と酸素を交換します。

市場にはもう一つ役目があって、世の中の情報を得る場所です。これも同じく肺がつかさどっており、全身の情報や外気（体外）の情報を集めています。

1）肺の働き

①宣発粛降

②気をつかさどる

③呼吸をつかさどる

④通調水道

⑤百脈を朝め、治節をつかさどる

2）肺に関連するもの

五腑－大腸：肺の粛降作用が大きく影響しています。

五竅－鼻：鼻は呼吸の門戸で、肺と通じています。そのため肺気が
　衰えてくると鼻炎や味覚低下が起こります。

五華－毛：毛は体毛を指します。肺は皮膚を管理しているので、そ
　こに存在する体毛も肺が管理しています。

五液－涕（鼻汁）：肺に「寒」が入ると水様の鼻汁、熱が入ればネバ
　ネバの黄色い鼻汁が流れます。肺が乾燥すると鼻奥も乾燥します。

五主－皮：肺の生理機能が正常であれば、通調水道の働きで皮膚は
　潤いを保ち外邪の侵入に対しても抵抗力があります。

五志－憂（悲）：憂（悲）の思いが強いと、肺を損傷することがあ
　ります。

「宣発粛降」は2つの言葉に分けられます。宣発とは、皮膚や鼻の呼吸で外に余分な気を吐き出すことです。粛降は老廃物を下方へ降ろし、尿や便として排泄します。

　さて、肺という市場で情報を集めるのは何のためか。それは肺の働きである宣発粛降と呼吸をつかさどるという治節を行うためです。治節とは治療と調節のこと。どのようにして行うかというと、呼吸によってです。

　呼吸には口呼吸と皮膚呼吸があります。ともに体内の老廃物を吐き出し、新しい空気を吸い込みます。体内に熱が多いときは呼吸の回数を増やしたり、皮膚を開いて汗をかいて体温調節をしたりします。

　肺は華蓋（かがい）ともいいます。中世の貴族が掲げていた綺麗に装飾された傘の意味です。肺は臓腑の中でも一番上に位置しているので、ウイルスなどの外邪が体内に侵入しようとしたとき、傘となって体を守る役目も担っています。そのときに、鼻水で押し流したり、鼻を詰まらせたり、咳で押し返したり、発汗して押し出したり、腫れを作って血の流れを阻害して侵入を阻んだりします。肺は気をつかさどり、気の3つめの働きである防御作用を駆使して治節します。また、体内にウイルスが入ってしまったら、粛降作用で下痢として体外に出したりもします。西洋医学ではこれらを病変として捉えることもありますが、中医学ではこれらは肺による治療過程として捉えることがあります。

　「通調水道」とは、すべての水分（津液）の通り道を調整することですが、この働きが弱くなると、津液が病理変化した痰や飲、水や湿が体内で停滞する病気の原因になります。

血の流れは気の動きに依存しているので、気をつかさどる肺は、気と血の相互関係を調節し血液循環をサポートします。気血が滞りなく1日50回循環できるための調整を行っている臓腑といえます。

そして、「百脈を朝め」とは、全身の情報をすべて肺で把握し、その他関連するものを連動させて肺が治節を行うことで、体をきれいな状態に保っています。健康を維持するために必要な働きをしています。

肺と大腸の関係は、肺が治節を行うために生じた滓<ruby>滓<rt>かす</rt></ruby>を便で出すために大腸を使います。そして大腸から津液の津を吸収します。

肺が弱ると、咳や胸痛が出ることがあります。

③ 脾

脾は、気血を作る臓器なので、万物の母ともいわれます。

脾は胃とセットで考えることが多く、脾は胃で消化したものから、気、血、津液を作り、それぞれ体の各所が必要としている栄養価を割り振っています。脾臓は西洋医学ではあまり重要視されていませんが、じつは非常に重要な臓器なのです。

1）脾の働き
①運化をつかさどる
②昇清<ruby>昇清<rt>しょうせい</rt></ruby>をつかさどる
③統血<ruby>統血<rt>とうけつ</rt></ruby>をつかさどる

2）脾に関連するもの
五腑－胃：脾が運化するための飲食物を最初に受け入れ、一時的に
　　預かってくれる腑です。
五竅－口：脾に問題が生じると口内炎ができたり、口唇が切れたり

荒れたりします。

五華－唇：口唇の色や光沢は全身の気血の充実と関係があります。
　脾の調子が悪くなると口唇ヘルペスになったり、口唇が荒れたり
　します。

五液－涎：食事を取り咀嚼を行うと、涎の分泌量が増え消化を助け
　ます。

五主－肌肉：病気などで脾が弱くなり運化作用の働きが落ちると、
　全身に栄養を十分に送れず滋養できなくなり、肌肉が衰え痩せて
　きます。

五志－思：思考や思慮のこと。現代科学では脳で思考するとされま
　すが、中医学では、考えるのは脾臓の働きとされます。

　「運化」とは、消化の「化」と運搬の「運」に由来します。消化
したものから作った気、血、津液を運搬する作用です。脾は水が嫌
いな臓器で、体内が水分過多になると気血が作れず、倦怠感や貧血
の原因になることがあります。

　「昇清」は、きれいなものを上にあげる作用です。きれいなもの
とは作った気、血、津液のこと。これらを上にあげます。特に注目
は津液。気、血は血脈内を循環するので脾の働きが強くなくてもなん
とかなりますが、下におりた津液は脾の昇清作用で上にあげるの
で、もしこの作用が低下すると足の浮腫や内臓下垂なども起きてき
ます。年を重ねるとほうれい線など、体のあちこちのたるみが気に
なり始めますが、これも昇清作用の低下によるものです。そして目
に見えないものでは「気持ち」です。ポジティブな気持ちには陽気
が必要なのですが、昇清作用が関係しています。

「統血」とは、気のところで学んだ固摂作用のことで、血が脈外に漏れ出さないように監督する脾臓の働きです。固摂作用が低下すると、不正出血、潰瘍、ぶつけた覚えのないあざが発生します。

　固摂作用の低下がさらに進むと、関節や骨からも出血などが起こります。すると関節の軟骨がすり減ったり骨粗鬆症になったりすることもあります。腹水や胸水などがたまるのもこの作用の低下が原因の一つです。

　脾は気血を生成するだけでなく、運化、昇清によって、津液が病変を起こし水湿痰飲に変化するのを抑制する働きもしています。

　西洋医学がいう難治性疾患は中医学の観点では脾臓が関係していることが多いので、今後の研究が期待されます。

　胃と脾の関係は、共に気血を作るために働きますが、胃は食べたものを消化して下におろします。脾はその中からきれいなエッセンスをくみ取り上にあげます。

　気血を作り出す脾が弱ると、気血が不足し、体が衰弱してきます。さらに食欲不振、むくみ、不正出血が起きたり、鬱になったりすることもあります。

4 肝

　肝は、「干す」という字が入っていますが、何かを干す内臓ではありません。干すという字の元は「さすまた」を表した象形文字です。

　経絡学説のところで勉強しますが、全身を巡る気血が循環の最後に行き着く蔵が肝です。ですから、全身から運んできた老廃物などをここで捕まえるという意味で「さすまた」なのです。

1）肝の働き

①蔵血をつかさどる
②疏泄をつかさどる

2）肝に関連するもの

五腑－胆：肝と胆は表裏の関係にあります。

五竅－目：肝臓の陰血が不足すると目が乾いたり、視力が低下した
　　　　りします。

五華－爪：爪は筋のあまりといわれています。肝血が不足すると爪
　　　　は薄くなり、もろく割れやすくなります。

五液－涙：涙は目を潤します。しかし、肝の陰血が不足すると目は
　　　　乾き充血します。

五主－筋：肝は筋をつかさどり、筋肉と関節の運動を管理していま
　　　　す。

五志－怒：肝臓の五行は木になります。木は燃えやすい素材です。
　　　　感情でいうと怒りやすさを表しています。

　「蔵血」作用とは、血を蓄えることと、血液内のさまざまな要素
を整理整頓すること。つまり血をきれいにし再生します。血は肝臓
内に多く蔵しますが、肝が管理している筋肉にも蔵します。そして
筋肉が強くなってくると血のあまりは爪になります。

　「疏泄」作用とは、さまざまなものを流す働きです。経脈内の気
血を流したり、飲食物を流したりします。感情を流すこともこの作
用に影響を受けることがあります。

　肝は陰陽の状態がわかりやすいです。陰になると蔵血作用が増し、
陽になると疏泄作用が強くなります。陰の蔵血作用が強いときの怒

りは、もんもんイライラとくすぶる感じです。また陽の疏泄作用が強いときの怒りは、イヌが吠えるように怒りの感情を表現します。少しのことでカッとなって怒り出す人は、肝の疏泄作用が強くなっている可能性があります。

　肝と表裏の関係である胆は、肝に流れ注ぐ血の熱を冷ます役割があります。体の側面を走行している胆の経絡でクールダウンします。

　肝が弱ると、ざわざわイライラして怒りやすくなります。また、胸脇部痛といって、いわゆる肋間神経痛が出ることがあります。

　肝のイメージとしては、自然界の海です。全身を循環し終わった血が最後に流れ注ぎ、蓄えられるところが肝です。ですから、海と同様、肝が病気になるときは、肝そのものが悪くなっているのではなく、流れ注ぐ血に問題があることが多いです。

5 腎

　腎という字は、「月（にくづき）」をのけて「土」に換えると堅。「糸」にすると緊となります。この字には堅くするという意味があります。

1）腎の働き

①納気をつかさどる
②蔵精、発育と生殖をつかさどる
③水をつかさどる

2）腎に関連するもの

五腑－膀胱：小腸、肺、脾、腎、三焦を巡った津液から、腎が取り除いた老廃物を集めます。

五竅－耳：腎気が満ちていると聴力が鋭くなり、腎気が衰えると難

聴、耳鳴り、回転性のめまいが出ることもあります。

五華―髪：抜け毛や髪のコシ、ツヤは腎気と関係があります。

五液―唾：唾は口腔内の津液で、腎気が変化したものです。少々粘
りがあるものをさし、サラサラのものは涎（よだれ）で脾が管理
します。

五主―骨：腎精は髄を生み、髄は骨を滋養します。

五志―恐：恐という感情は腎を損傷します。また腎気が少なくなる
と、不安の感情が強くなることがあります。

　肺が自然界の清気を取り込むと、その気を今度は腎臓が取り込み
ます。これが「納気」といいます。腎は肺から清気を受け取ること
で肺の働きを助けています。

　精とは、両親から受け継いだ生まれ持った気ですが、これを先天
の精（気）といって腎が蓄えます（蔵精）。命門の火とも呼ばれ、
そのままだとろうそくの火のように、どんどん小さくなってしまい
ます。この火が消えたら命が尽きてしまうのですが、これを後天の
精（気）で補っています。食べたものから脾と胃で気を作っていま
すが、これが後天の精です。これを脾の運化作用で腎に送り、蓄え
ます。

　精（腎精・腎気）を蔵する腎は、発育と生殖もつかさどります。
発育は、女性は7の倍数、男性は8の倍数で成長するとされます。
女性は7歳で歯が生え替わり、髪も生えそろってきます。14歳で
生理が始まり、21歳で妊娠も可能になります。28歳で気血が満ち
あふれ、気力、体力も充実します。35歳で胃の疲れを感じ始め、
42歳で血の流れにも問題が出てきて、顔に疲れも見え始め、49歳

で精も減少し、閉経となります。男性も8の倍数で成長過程を迎えます。この発育過程で、弾力があった骨や髪がだんだん硬くなってきます。

そして、水をつかさどるとは、体の余分な水分の排出です。それだけでなく下に落ちてしまった津液を再び上にあげて、上から順に体を潤わせながらおろしてきます。

腎と膀胱の関係は、余分な水分が腎から膀胱に集められ排出されます。それだけではなく、水の排出と栄養の供給にも経絡で関与します。

腎は膀胱経という気血のエネルギーライン（経絡）で脳とつながっています。この脳から脊柱に沿って栄養を順におろしてきます。この栄養も津液の一種で、腎がつかさどっている水に属します。そして栄養をおろしてくる過程で老廃物もおろします。老廃物は腎が取り除き膀胱が集め尿として排出します。

腎が弱ると、ひざの後ろ側、そして腰に痛みが出ることがあります。

6 その他の臓腑：三焦

三焦とは、五臓やその表裏の関係にある五腑と違い、明確に分類できる形はなく、機能をさしたものです。

●三焦の働き

①気の通る道を管理する

②津液の通る道を管理する

具体的な働きとしては、津液の疎通と気の通る道を管理することです。それは輸送経路といってもいいでしょう。全身へ絶え間なく、

気、血、津液を還流させながら、余計な水分を膀胱へ送り込んでいます。

　さらに三焦は、胃の入り口（噴門）より上を上焦、中焦、胃の出口（幽門）より下を下焦と３つに分けて考えます。上焦は心と肺、中焦は脾・胃と肝・胆、下焦は腎・膀胱、小腸、大腸に関係があります。

　三焦はそれぞれ網状になった毛細血管をイメージしてください。このように広がった気血や津液が流れる道が三焦です。

中医学で学ぶアロマの活用法

　エッセンシャルオイル（精油）とは、植物の香り成分を抽出したエッセンスです。アロマと聞くと、リラクゼーションをイメージしますが、ヨーロッパでは医療の一つとして取り入れられています。日本国内でも予防医学の観点から、現代医学でも通常医療の代わりに用いられる医療として、今後の可能性が期待されています。

　中医学でみると、一人ひとりの体質に合ったアロマがあります。ハンカチに垂らしたり、お風呂に数滴垂らしたり、香りの効果を実感してみてはいかがでしょう。

●ミント系

　スーッとした清涼感でおなじみのミントは、歯磨き粉やガム、食事などに使用されています。

　効能には、クールダウン効果があるので、炎症を抑えたり、気分を落ち着かせたりします。熱が多く舌が赤い人（第3章「体質の分類と対策」p.116参照）、興奮気味の人におすすめです。

●ローズ系

　ローズは花の女王といわれています。その気品と美しさから、さまざまな品種が開発され鑑賞用として人気があります。もちろん料理や香水などにも幅広く活用されています。

　ローズの効能には、鎮静させ、熱を下ろす作用があります。血のめぐりが良くなるので、色白の人におすすめです。舌が赤く熱が多い場合はすでに血流がいいので、使用は控えましょう。

●ラベンダー系

　リラックス効果が高いアロマとして有名なラベンダー。眠るためのアロマとして印象強くありますが、ほかにも鎮静作用や殺菌作用があります。熱が多く舌が赤くて舌に歯形がついていない、食べ過ぎの人におすすめです。

●バニラ系

　スイーツに広く使用されるバニラには、鎮痛・鎮静作用があります。疲れやすく元気のない虚弱体質の人は、甘い系統のアロマがおすすめです。とくに、舌に歯形がついていて、顔色が色白の人は使用してみてください。

※エッセンシャルオイルは、容器などに記載されている注意事項を守って、ご使用ください。

経絡学説

経絡のお話に入る前に、ここまで学んできた気血と臓腑の働き、そしてそれぞれが持っている作用についておさらいします。

1）血

まず、気血をつくるのは胃と脾です。　　　⇒運化作用

そして、心（しん）が血を全身に送ります。　　　⇒血脈をつかさどる

肝が組織の末端まで血を運びます。　　　⇒疏泄作用

そして、運び終わった血は肝が蓄えます。　　　⇒蔵血作用

脾は、血が脈外に漏れ出さないように監督します。　⇒統血作用

2）気

作った血を、1日に50回循環させます。そのためには気も必要です。

気を作るのは、血と同様に胃と脾です。　　　⇒運化作用

肺が気を上下に動かし、内外に出し入れもします。

⇒宣発粛降作用

肺が気を管理します。　　⇒気をつかさどる

腎が気を蓄えます。　　　⇒納気

3）津液

気血が循環できていれば健康を維持できますが、血が足りなくなったときには津液が補ったり、体に熱がこもってきたときには発汗したり、津液の調整も必要です。

津液を作るのは胃と脾です。　　　　⇒運化作用

きれいな津液を脾が上にあげます。　　⇒昇清作用

肺が水の通り道を調整します。　　　　⇒通調水道

腎が体中の水を管理しています。　　　⇒水をつかさどる

　繰り返しになりますが、ここで重要なのは、気血がきちんと循環すること。1日に50回です。

　さて、ここで一つの疑問が生じます。1日に50回循環することはわかりましたが、どこを循環するのでしょう。西洋医学では血管は静脈と動脈に分けていますが、どの順番で巡ればきちんと循環していることになるのでしょう。

　ここで経絡の登場です。上の疑問の答えですが、気血が1日に50回循環するのは経絡内となります。

　それでは、その経絡とは何なのかを説明していきます。

経絡とは

　気血が流れるエネルギーの通り道を経（経脈）といいます。機織りの縦糸を意味します。経と経をつなぎ、体の臓腑や器官、組織などと連絡している道を絡（絡脈）といい、「つながる」という意味があります。

　経絡を植物のサツマイモで例えると、経はツルに相当します。経とつながっている臓はイモの部分にあたります。そのほか、花は五華だったり、葉は五竅や五主だったりするとイメージしやすいと思います。

　そして経絡にはツボがあり、このツボに「流れを速くして」とか、「気血の量を増やして」というような指示を、針や灸、または手で

行います。その結果、気血の流れを調節し、臓腑のエネルギー量を調整することができます。

■経絡走行図

　経絡は、臓腑や器官、組織など、すべての機能を調整しています。体が不調のときは、その反応は経絡上にあらわれます。

　臓腑をつなぐ経絡、その流れは次のようになります。

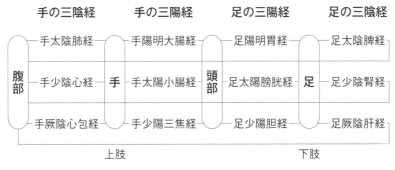

図3　経絡走行図①

1 手太陰肺経

腹部からスタートした手太陰肺経は、
手の内側を通り親指に流れます。手首で
分かれた分支が人差し指に通じ、手陽明
大腸経に交わります。

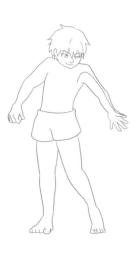

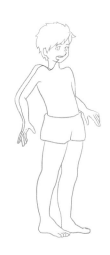

2 手陽明大腸経

人差し指から手の外側を通り、肩か
ら鎖骨の上辺を通り、あごから顔に入
って鼻翼まで続きます。

	手の三陰経		手の三陽経		足の三陽経		足の三陰経
	手太陰肺経		手陽明大腸経		足陽明胃経		足太陰脾経
腹部	手少陰心経	手	手太陽小腸経	頭部	足太陽膀胱経	足	足少陰腎経
	手厥陰心包経		手少陽三焦経		足少陽胆経		足厥陰肝経

上肢　　　　　　　　　　　　下肢

図4 経絡走行図②

③ 足陽明胃経

　手陽明大腸経の終点である鼻翼から目
頭にあがると、足陽明胃経に入ります。
顔面部を走行して胸におりてきます。そ
して、腹部を通り股関節へ。股関節から
膝、足の甲を通って人差し指に流れます。

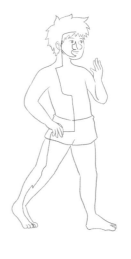

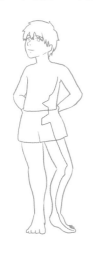

④ 足太陰脾経

　　足陽明胃経からの経絡は、足の親指
　にもつながり足太陰脾経に連絡する
　と、足の内側前面を通り、膝蓋骨の内
　側を通って鼠径部から腹部に入り、胸
　まであがります。

手の三陰経	手の三陽経	足の三陽経	足の三陰経
手太陰肺経	手陽明大腸経	足陽明胃経	足太陰脾経
手少陰心経	手太陽小腸経	足太陽膀胱経	足少陰腎経
手厥陰心包経	手少陽三焦経	足少陽胆経	足厥陰肝経

腹部　　　　手　　　　頭部　　　　足

上肢　　　　　　　　　下肢

図5　経絡走行図③

⑤ 手少陰心経

　胸まであがった足太陰脾経は心に連絡
し、手少陰心経に連絡します。手の内側
を通り小指に向かって流れます。

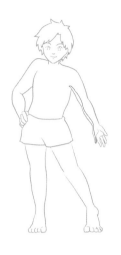

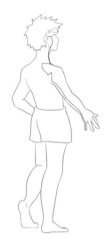

⑥ 手太陽小腸経

　小指から腕の外側を通るのは手太陽
小腸経です。背中側に入り肩甲骨を走
行します。そして顔に出て、耳と目頭
に流れます。

	手の三陰経		手の三陽経		足の三陽経		足の三陰経
腹部	手太陰肺経	手	手陽明大腸経	頭部	足陽明胃経	足	足太陰脾経
	手少陰心経		手太陽小腸経		足太陽膀胱経		足少陰腎経
	手厥陰心包経		手少陽三焦経		足少陽胆経		足厥陰肝経

上肢　　　　　　　　　　下肢

図6　経絡走行図（4）

7 足太陽膀胱経

　目頭から頭頂部にあがり、脊柱の左右を臀部におりてきます。臀部からは太ももの後ろ、膝裏、ふくらはぎを通り足の小指まで流れます。

　足太陽膀胱経の脊柱に沿った位置には、各臓腑に連絡するツボがあります。

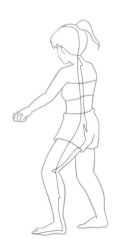

8 足少陰腎経

　足の裏に湧泉というツボがあります。ここから土踏まずを通って足首内側へ。アキレス腱から膝裏、そして腎に連絡して胸中へ注ぎます。

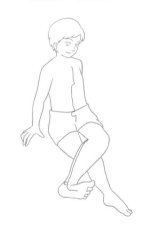

手の三陰経		手の三陽経		足の三陽経		足の三陰経
手太陰肺経		手陽明大腸経		足陽明胃経		足太陰脾経
手少陰心経	手	手太陽小腸経	頭部	足太陽膀胱経	足	足少陰腎経
手厥陰心包経		手少陽三焦経		足少陽胆経		足厥陰肝経

腹部

上肢　　　　　　　　　　　下肢

図7 経絡走行図⑤

9 手厥陰心包経

　胸中に始まり手の内側を走るのは、手厥陰心包経です。中指まで走行します。

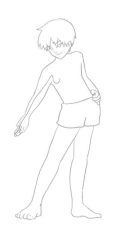

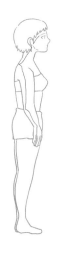

10 手少陽三焦経

　薬指から始まり手の外側の中心を流れます。肩甲骨の上を走り、耳をまわって目尻へ流れます。

手の三陰経		手の三陽経		足の三陽経		足の三陰経
手太陰肺経		手陽明大腸経		足陽明胃経		足太陰脾経
手少陰心経	手	手太陽小腸経	頭部	足太陽膀胱経	足	足少陰腎経
手厥陰心包経		手少陽三焦経		足少陽胆経		足厥陰肝経

腹部

上肢　　　　　　　　　　下肢

図8 経絡走行図⑥

11 足少陽胆経

目尻から耳の周辺側頭部を流れて、体の側面をおりてきます。そして、足の外側を通って薬指に流れ、分支が親指に走行し、足厥陰肝経につながります。

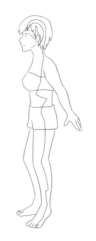

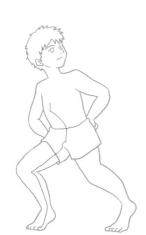

12 足厥陰肝経

最後は足の親指から足の内側中央をあがり性器に連絡します。そして腹部に出て胸の下の肝臓部に収まります。

手の三陰経	手の三陽経	足の三陽経	足の三陰経
手太陰肺経	手陽明大腸経	足陽明胃経	足太陰脾経
手少陰心経	手太陽小腸経	足太陽膀胱経	足少陰腎経
手厥陰心包経	手少陽三焦経	足少陽胆経	足厥陰肝経

腹部　手　頭部　足

上肢　　　　　　　　　下肢

図9　経絡走行図 ⑦

これが十二正経の走行です。そして経絡を気血が流れることを流注といいます。

　手太陰肺経から足厥陰肝経まで気血が流れて1周、それが1日に50回巡ります。

経絡を知り、解剖を知る

　ここで、経絡を理解すると解剖学の理解につながるお話をします。

　経絡の始まりは横隔膜のあたりからで、肝臓に蓄えられていた血が、まず手太陰肺経に入ります。そして肺を通りここで酸素と合わさった血になります。

　その血は、手陽明大腸経を通って頭部へ。ここで足陽明胃経に入り下におります。そして胃を通って栄養を受け取ります。これで酸素と栄養が合わさった血液になります。

　次に足太陰脾経を通って脾臓に入ると、この血に合わさった酸素と栄養の送り先を決定します。宅配便の送り状を貼るような作業です。この後、経絡は心に入ります。

　心から手少陰心経を通って血脈をつかさどる働きで、血は流れる勢いをもらいます。

　さらに手太陽小腸経を経由して再び頭に流れ、足太陽膀胱経に入り頭頂部に至ると、まずは脳に収まります。

　この足太陽膀胱経は脊椎の両脇を通って仙骨へ向かいます。この間には各臓腑につながるツボがあります。ここでそれぞれのツボを通して、さっき受け取った酸素と栄養を脾臓が指示した送り先に配達します。ここでは同時に老廃物も受け取ります。この後、大腿部

の後ろを通り、膝裏、ふくらはぎへと流れます。

そして下までおりたら、足少陰腎経を経由して腎に入り、先ほど
の老廃物を尿として排泄します。

栄養は配り終わり、そして老廃物も捨てました。残っているのは
純粋な血です。しかし全身を巡ってきたので熱をもっています。そ
の血は、手厥陰心包経と手少陽三焦経を経て、頭部から足少陽胆経
で体側を通っておりてきます。このときに血がもつ熱を冷ましなが
らおりてきます。

足までおりると、足厥陰肝経を通って上にあがります。足の内側
を通りそして性器に入ります。経血を作るのはこの血です。最後に
は肝に収まってこれで1周です。

最初に学んだ病、症、証、征を思い出してください。このうち症
は、この経絡上に発生することが多いです。西洋医学でも病気の状
況を診断するときに血液検査をします。血液に問題が生じているか
ら、病気があるという考えからです。中医学でも同様に、気血に問
題があると症が出ると考えます。そして、その気血が流れている経
絡上に発生するのです。

例えば頭痛。どの経絡が走行している部位に症が出ているかで原
因がわかります。前頭部でしたら胃の経絡が走行しているので胃の
疾患を疑い、側頭部でしたら胆経が走行しているので肝臓や胆嚢疾
患を疑います。

そして膝の痛み。膝蓋骨を走行するのは胃か脾の経絡ですが、胃
と脾に疾患があると疑うのが診断の近道です。

次に、難治性疾患の帯状疱疹。経絡で考えるとなぜ帯状になって

発症しているかが簡単にわかります。このように、発症しているところと経絡を重ねると診断が容易になってきます。

　まだあります。肝臓に腫瘍がある患者さんです。腫瘍ができてしまった理由を説明します。肝臓の腫瘍ですから、肝炎があるなど、一般的には原因が肝臓にあるのではないかと考えます。それも間違いではないかもしれません。では、なぜ肝臓に腫瘍ができたのでしょう。中医学ではこう考えます。

【考察①】 アルコールの過剰摂取

　アルコールが体に入ると血液循環が良くなります。過度に入ると良くなり過ぎます。すると足太陽膀胱経で脊柱の脇を通るときに、血流が早過ぎるので、各臓腑に連絡するツボで栄養を渡すことができず、肝臓まで流れてしまった。すると刺叉の役目をしている肝臓が、栄養も老廃物も全部捕まえてしまい、肝臓にたまります。たまり過ぎると腫瘍になることがあります。

【考察②】 膀胱の問題

　何らかの理由で膀胱が水分をためにくくなっている場合にも、肝臓に腫瘍が発生します。例えば、下腹部が冷えて膀胱まで冷えて硬くなっているため、少量しか尿がためられない。または内臓が下垂していて膀胱が圧迫されているため、少量しか尿がためられない。

　これらの場合でも、膀胱がきちんと利尿できていたら問題ないのですが、尿として排泄できなかったので、余分な水分が肝臓に流れ注ぎたまってしまい、それが腫瘍になってしまうという膀胱由来の肝臓の腫瘍もあります。

【考察③】 飲食したものの量や質の問題

　いわゆる食べ過ぎ飲み過ぎのことですね。血がドロドロし過ぎて

いて、ドロドロを尿として排泄することができずに、そのまま血として肝臓に流れ注いでしまった。この場合も肝臓に腫瘍ができることが多いです。

この例のとおり、肝臓に腫瘍が見つかった場合、腫瘍を取り除いてもまた再発するのは、腫瘍の原因となったことを解消していないからです。しかも、その原因となることが一つではなく複数の場合もあるので、経絡学説を学んでいないと理解がしにくいのです。

西洋医学は解剖学中心に発展してきました。しかし、細部に焦点を絞って観察する解剖学の特性ゆえ、系統立てて体を全体視することがあまりありません。もちろん、局部の病症をきちんとケアできることは大切です。さらに大本となる原因を改善する、すなわち体質改善ができれば、医療の本質をより深めていけます。

 ## 病は胃から？！

中医学では、多くの疾患は体質を表すサインと考えます。ですから、体質を改善すれば病気も良くなります。

その体質のバランスの乱れには胃が関与していることが非常に多いので、胃の状態を改善することは病気の治療になります。また、良い状態を維持していれば病気の予防にもなります。

中医学では、2400年前にはすでに「病は胃から」という理論が立てられていました。のちに「脾胃論」といわれます。

そして症は胃の経絡上に発生することが多いです。一般的に考えられる症状とは関係のないように思われるかもしれませんが、経絡の流れに沿って疾病を見てみましょう。

1) 鼻水、鼻づまり

胃に水分が多くて、少しの刺激でその水分が胃の経絡を逆流して上昇し、鼻水となることがあります。わさびを食べるとツンとくるように、鼻の奥は経絡で胃と直結しています。

2) 目の下のたるみ、ほうれい線

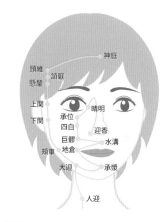

図10 胃からのサインをキャッチする

精神的なストレスを受けると、目の下がピクピクけいれんすることがあります。考えるストレスは胃に影響を与えますが、目の下は経絡で胃と直結していて、考えるストレスのせいで胃もたれを起こすと、栄養が届かず痙攣が起きます。たるみやくすみ、ほうれい線などの肌トラブルにもつながります。

3) 頬（ほお）をよく噛む

口と胃は切っても切れない間柄です。胃に水分が多くむくみが出ていると、口の中にもむくみが出ます。すると食事中に頬の内側を噛みやすくなります。また舌を噛みやすくなるのも同様の理由で、胃の水分が多いせいで舌がむくんでいるからです。

4) 虫歯じゃないのに歯が痛む

口内炎と胃の関係ですが、胃からのエネルギーが経絡から外側に

あふれると頬の内側に口内炎ができますが、経絡からあふれ出たエネルギーが体の内側にこもると歯茎の口内炎となります。すると歯が浮くような痛みが出ます。これは親知らずが痛むのも同じ理由で、じつは胃からエネルギーがあふれ、経絡を伝って逆流しているからなのです。

5) 顎関節症

顎関節も胃の経絡が走行します。食べ過ぎやストレスなどで胃に熱がこもって、それが経絡を上逆すると発生することがあります。時には耳鳴りが起こることもあります。

6) 雨降りのときの片頭痛

かき氷を食べると、こめかみがキーンとします。胃がキーンとすると、こめかみもキーンとします。ここも胃の経絡が通り、エネルギーがあふれるところ。胃もたれしていると雨降り時の湿気などの影響でこめかみの血流ももたつき、痛みが出ることがあります。

7) 頸部の腫れ

胃の経絡は、頸部を走行します。頸部リンパ節、気管支、甲状腺の腫れも胃の経絡と関係があることが多いです。

8) 止まらない咳

胃に熱がこもっている場合、その熱が食道を伝って上にのぼります。このときに隣の気管に影響を与え、痰がからむような咳が出ます。

9) 乳腺炎

乳頭上を胃の経絡が走行します。そのため胃の熱がこの経絡を伝い、乳腺を腫れさせたり塊を作ったりすることがあります。

10) 膀胱炎や腟炎

胃の経絡は恥骨のところまでおりてきます。食べたものからの熱

が下に注ぐと膀胱炎や腟炎になります。

11）股関節の痛み

　股関節も胃の経絡とつながっています。食べ過ぎて胃もたれがあると痛みが発生しやすくなります。O脚になるのも股関節の腫れが原因の場合も、胃に問題がある可能性があります。

12）膝の膝蓋骨の痛み

　胃の経絡が走行する部位で、痛みが発生しやすい部位ランキングの上位に膝が挙げられます。胃に熱が多いとき、膝に炎症を起こすことがあります。胃の水分過多で経絡がむくみ、経絡がむくんでいると、膝に水がたまることもあります。

13）何もない所で蹴つまずく

　平坦な場所で蹴つまずく現象は、足首の運動障害です。これも胃の経絡が問題で、水分過多のときに水腫

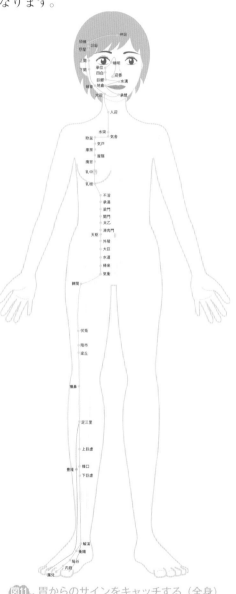

図11　胃からのサインをキャッチする（全身）

82

が発生し起こることがあります。

これらのサインはすべて胃から。この点と点を結ぶと胃の経絡が見えてきます。図の胃経と照らし合わせてみてください（図11）。

このように胃のエネルギーの状態が陽状態、すなわち食べ過ぎや炎症により熱がこもっていると、経絡を流れる血液量も増え、熱性の腫れや赤みを起こし、時には出血となります。

逆に陰状態になると、胃の水分過多や機能低下により気血が作れない状態になりますが、陽状態のときと同様に経絡を流れる血液量が増えます。しかし陰状態のときは、むくみや気力低下が発生します。

そして胃が病気になっていなくても、足陽明胃経自体が病気になることがありますが、その場合も病症が出ます。

中医学の独特の考え方で、これを解説するとかなりページを割くことになるので割愛しますが、結論だけをいうと足陽明胃経が損傷すると、40℃近い高熱が出ます。

足陽明胃経が病気になる原因はいくつかありますが、アレルギー性の要素が体、とくに口から胃に入ったり、風邪が進行し足陽明胃経に入ったり、寒さなどの邪気が侵入したときです。

足陽明胃経に侵入してきたもの（病因）の性質により症状は違いますが、湿邪（湿気）の場合、下肢に浮腫が発現します。冷え（寒邪）の場合、痛みや冷え、時には逆に39℃を超えるような発熱をすることがあります。

また手足は冷たいのに顔や頭がのぼせたように熱くなる冷えのぼ

せや、ホットフラッシュ現象も胃の経絡疾患です。この現象は、下半身や手足が冷えやむくみで血流が悪くなったため、上半身を走行している足陽明胃経に急激に気血が流れるためです。

　アレルギー性疾患の諸症状も胃の経絡上で起きることが多いです。このときも上半身の足陽明胃経に急激に気血が流れるからです。すると目の腫れ、胃経が走行する前頭葉の頭痛、顔の赤み、顔面部の多汗、顎関節の腫れや耳鳴り、突発性難聴、頭維（こめかみの少し上にあるツボ）に熱がのぼり意識障害、幻覚、幻聴、呼吸器の腫れによる呼吸困難や喘息、動悸、吐き気、咳、しゃっくりが発生します。

　中医学のバイブルともいわれる『黄帝内経』にも、体は胃の経絡から弱っていくとあり、病気は胃から引き起こされるといってもいいくらい、胃が関わる疾患は多いです。

　食べ過ぎて、先に挙げた胃の疾患が起きていると、次は心。心の動脈に問題が発生する可能性が上がります。そして膀胱。血液が腎臓に流れ注ぐと、老廃物や余分なものを漉しとり尿として膀胱にためますが、この腎臓に注ぐ血液が熱を帯びていると膀胱炎になります。そして肝臓に流れ注ぎます。排泄しきれなかった余分な栄養分はそもそも食べ過ぎのために胃で作られたもの。これも胃が原因です。

　水分を摂り過ぎてもそうです。心臓の浮腫や弁膜症なども、水分過多になった胃からあふれ出た水分が流れ注いだもの。腎臓が腫れるのも子宮筋腫や卵巣疾患、前立腺肥大もすべて、胃の水分過多が経絡を通じて影響したものです。そして、尿で排泄しきれなかった余分な水分が肝臓に流れていくと脂肪肝の原因となります。

このように病気は胃が根本となっていることが多いです。

ちなみに肺は、もともと治療と調節をすることが目的の蔵。よって病気になりにくいです。肺の多くの疾患は、その他の臓腑からの経絡上の疾患の影響を受けていることが多いです。

このように胃の経絡と胃が、非常に重要であることが理解していただけたと思います。

では次に、その胃の状態の陰陽。すなわち食べ過ぎているのか、水分過多になっているのかを診断する方法を解説します。

むくみ解消！ 簡単にできるふくらはぎマッサージ

足のむくみは、長時間の立位や座位など、さまざまな原因によって起こります。下肢にある血液は心臓に向かって戻りますが、停滞するとむくみが起こります。

その血液の流れを助けているのが、筋ポンプといわれているふくらはぎです。第二の心臓ともいわれ、筋肉が伸び縮みすることで、ポンプのように血液や水分の流れを促しています。

その働きと同様、マッサージでもむくみが改善します。足もすっきり、疲労感やだるさが軽減できます。

●マッサージの手順

・仰向けになり膝を立てます。

・施術者は患者さんの足元側に座ります。

・ふくらはぎを両手で挟み込むような形で、そのまま手のひらの手根
　部分で圧をかけながらもみほぐしていきます。かちかちに固まったも
　のを温めて溶かしていくような感覚で行います。むくみが強い場合
　は痛みを感じやすいので、あまり痛みを与えない程度の強さで行い
　ます。

・膝の裏のくぼんだ部分から足首に向かって、ふくらはぎが柔らかく
　なるまで何度も繰り返します。

・ふくらはぎが柔らかくなってきたら、膝裏に位置する「委中」という
　ツボを膝前方に向かって親指で押し上げます。そのまま、膝裏にあ
　る筋をほぐしていくと徐々にむくみが取れていきます。

・反対側の足も同様に行います。

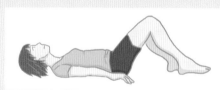
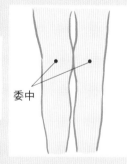

委中

胃もたれを解消したい人におすすめの香辛料

　カレーのスパイスとして使用されるコリアンダーシードは、胃もたれや水分が停滞しているときに食事に取り入れたい香辛料です。効能に食欲増進効果があり、胃を強くしてくれる働きがあります。

　また、パクチーリーフも同様の作用があります。胃の不調や食欲がないときは、パクチーリーフを口にすると良いです。

　調理方法はパクチーを長く火にかけないのがポイント。サッと火を通すくらいがおすすめです。

　もう一つ胃もたれに効果的なスパイスは、スイーツを引き立たせてくれるシナモンです。その効能は幅広く、抗炎症作用、抗酸化作用、コレステロール改善作用、血糖コントロール改善作用、血行促進作用、健胃作用、温経通脉[*]、散寒止痛[**]などがあります。シナモンは胃熱を作りやすく、舌が白い人にはおすすめです。胃酸の分泌が促進されるので、舌が赤い人が使うのはおすすめしません。

[*]温経通脉：体の中の経絡の流れを温めて、血管や脈などの通りが良くなるので、血行が良くなる。

[**]散寒止痛：寒さを散らして、いろいろな痛みを止める。冷たい水分が多く、胃の働きが悪い人は胃の働きが活発になるので、消化促進になる。

胃の陰陽を診る

　胃に疾患が起きるとどのような症状が発生するかいくつか見てきましたが、これには兆候があります。それは、最初に学んできた陰陽学説で知ることができます。ではまず、病気はどのようにスタートするのか陰陽学説で見てみましょう。

　病気になるきっかけは、一つは、多食や食事のバランスが悪く胃が陽の状態になったとき、もう一つは、水分を過剰に摂取するなど、何らかの理由で胃が虚の状態、すなわち陰になったときの二つのパターンがあります。

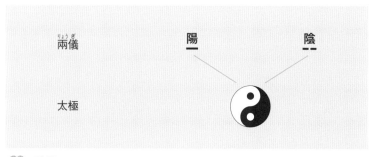

両儀

陽　　　　陰

太極

図12 陰陽

　陰陽でいうとまず両極に分かれます（図12）。

　通常は「陰」と「陽」の両方を行ったり来たりしてバランスをとっています。活動的になったり、休息したり、暖かくなったり、寒くなったり……。血液の流れもそうです。流れると止まるを交互に行うことを拍動といいます。

これが、胃が荒れていたり、弱っていたりなど胃の状態によってエネルギーが陰陽のどちらかに偏ってくると疾患が発生します。

1 「陽」への偏り

1）原　因
食べ過ぎ、消化の悪いものが多い（糖質、動物性脂質、ナッツ類など）、飲酒、過労。

2）みられる疾患
高血圧、血液の変性疾患など。

胃が陽に偏ってくると、一般的にいわれる高血圧、高コレステロールなどの症状が出始めます。これを中医学では熱盛疾患といいます。胃の熱が多くなると、その熱は全身に広がっていきます。また動血といって血液の流れが増し高血圧の原因の一つとなります。ひどくなると出血がみられることがあります。毛細血管まで血が多く流れると腫脹の原因ともなります。

また、熱は乾燥を生みます。血液が乾燥すると血が濃くなるために赤血球値が増加したり、LDLコレステロール値が増加したり、血栓ができたりすることがあります。この乾燥は血管内だけではありません。周辺組織にも影響を及ぼします。例えば、涙や鼻水、尿なども熱が多いと乾燥し、色も匂いも濃くなります。

精神的には、活動的になったり、興奮不眠になったりもします。

2 「陽」状態の偏りが長期にわたると

高血圧や高コレステロールの状態が長期間にわたると病状は次の

ステップに進行します。その進行は大きく分けると2パターン。図13でいうと「太陽」と「少陰」で、これも陰陽です。

では、イメージしやすいように高血圧症状の患者さんを例に話を進めていきましょう。

ベースが高血圧、やや体温が高い患者さん。この陽に偏った状態で、外からの陽気や、熱を生む食べ物の多食、飲酒、過労などの要因によりさらに熱が加わると、もっと陽への偏りが進み太陽になります。

太陽の状態になり、高血圧は継続、脈拍は多い、体温も高め、そして陽への偏りが強いので、「熱、上にあがる、外に向かう、活動的」になりますが、吐血や下血、動脈瘤の破裂などのリスクが高まります。

少陰の状態では、陽のもつ熱エネルギーによって血液や血管周辺の組織が乾燥します。すると赤みや膿みを伴う腫脹、血栓などが発生します。甚だしくなると腫瘍となります。

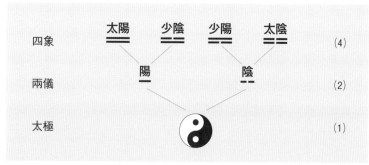

図13 太陽と少陰　少陽と太陰

③「陰」への偏り

1）原 因

過剰な水分摂取、病後などの虚証、薬による気力低下、加齢、冷えや湿気の多い空間での生活、過労。

2）みられる疾患

低血圧、浮腫、貧血、倦怠感、さまざまな虚証。

陰の症状は、大きく2種類に分けられます。一つは「実証」といわれる冷えやむくみなどの停滞する状態。もう一つは「虚証」といわれる状態で、貧血などの症状が出ます。

メカニズム的には、外からの冷えや多飲などが原因のむくみによる停滞で血行不良が生じます。そのために機能低下や痛みが生じます。とくにむくみは流動的なので下方に移動します。そのため立位だと下腿にむくみが移動し、足の痛みが発生することがあります。

長時間の座位で腰部や腹部にむくみが移動すると、腰痛や大腸、膀胱、子宮など下腹部にある臓腑の浮腫を発生させ、臓腑の機能低下が起こることがあります。

さらに、睡眠時などで仰臥位になると、背部や頭部にむくみが移動することもあります。すると起床時に倦怠感や呼吸器系の睡眠時無呼吸症候群などを引き起こすこともあります。

虚の症状では、さまざまな正気が虚します。臓腑の機能低下、気力低下、血液のさまざまな成分の低下などが起こります。

4 「陰」状態の偏りが長期にわたると

　陰の状態の偏りも長く続くと次のステップに進行します。陽のときと同様、その進行は大きく分けると2パターン。「少陽」と「太陰」(図13)です。

　少陽は、冷えやむくみによって停滞した状態が長期に続いたときに発生しやすくなります。

　脂肪腫やポリープは共に同じむくみから発生しますが、むくみが冷えてしまうと脂肪腫になります。しかし元はむくみ。流動的でとくに下方にたまります。手先や足先にたまって冷えて固まると血行不良が発生します。その状態がリウマチといわれることもあります。

　もう一つ、陰が多い状態で、さらに陰に偏ることがあります。それを太陰といいます。太陰は、虚がさらに虚になった状態です。体の中でエネルギーを留めておく気力が弱くなっていて、いろいろなところから血や水分が漏れ出します。打った覚えのないあざができたりします。内臓の細胞から漏れ出すと潰瘍が発生します。

　それから内臓下垂。尿や便に潜血反応が出るのも太陰の症状です。ひどくなると腹水や胸水がたまります。このような症状があれば、太陰の状態と分類します。

　このように病気というのは陰か陽のエネルギーの失調によって、いろいろな疾患へと移行していきます。

　では、この陰陽を調べる方法を次の章で解説します。

中医学から学びヨガをより深く伝える

胃トレヨガ公認インストラクター YOGA 4 Trees
森本貴子

　中医学をヨガに取り入れてから、物事の捉え方がすごく変わりました。

　1つめは明確なアプローチができるようになったことです。今までの股関節回しは、腸腰筋や太ももを伸ばすことで血流をアップしてきました。しかし中医学で、股関節と胃がつながっていることを学びました。現在は、胃の経路を使った胃トレヨガを行うことで、胃に溜まった湿を出すために経絡を整えています。それにより陽のエネルギーを使うことでさらに効果がでました。その結果、汗をかきにくい方が汗を出し、頭のふらつきに悩んでいる方の症状が止まり、胃が柔らかくなり、足まですっきり軽くなったと喜ばれる方など、ツボや経絡を使うことで改善されていることが目に見えます。また、身体が硬い方でも無理なく、呼吸を深めることができるのでおすすめです。

　2つめは、不調でお困りの方に舌診や脈診など、本来の原因（せきの音、足の部位別の硬さなど、表に出ていることが内側のどんなメッセージなのか）をお伝えできます。また、食を含めたカスタマイズヨガも提案できます。

　3つめとしては、メンタルと五臓の関係がわかりやすいです。じつは、長く絶不調にいた私自身が断食などを行い、まるで生まれ変わったように体調が改善されました。今、振り返ると学んだ通りのことが起こっていました。そのため、天人合一も合わせ、心と身体を調整する方法を具体的にお伝えしています。

現在は、毎日の食材選び、季節、バイオリズムごとに中医学でうまく調整できるようになりました。この自然哲学でたくさんの方が元気になれるよう、今後もお伝えしていきます。

第3章

中医学的診断
による病状観察

四診による診法

おすすめレシピ（執筆）
中医学・薬膳・腸活 Kitchen Anise　中元君子

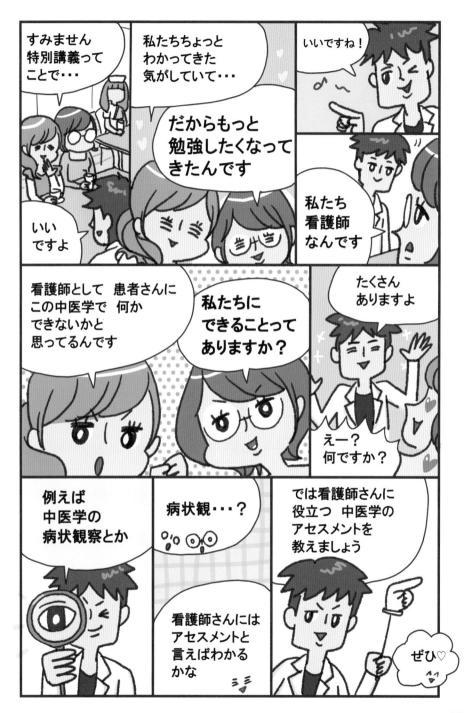

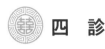 ## 四 診

中医学の診断は、四診といって望診、聞診、切診、問診という診
断法を用いて患者さんの情報を集めます。ここでも重要なのは陰陽
学説です。すべて陰陽で判断します。

1 望 診

目で見てわかる情報です。

顔や体、動きなどを見て診断を行います。本書での診断の中心に
なる舌診も望診の一部です。

望診での陰陽は、色が濃いか薄いかで判断していきます。

体には血液が流れています。それが流れすぎると肌が赤くなりま
す。これが陽。

血が足りない貧血状態でしたら、白っぽくなるか青白くなります。
または血液が流れず停滞してしまうとくすんだり、黒っぽくなった
りします。このときは陰。

診断はこのような感じで進めていきます。

例えば、患者さんの顔色が赤い、目も充血している。当然血液が
流れ過ぎている状態なので、陽と診断。陽なら、熱、動く、外向き、
上向きとなります。上のほうに、または外向きにとなると、顔や頭
部に汗は出てないか、ニキビのようなものは出ていないかを見ます。

2 聞 診

においと音といった、鼻や耳でわかる情報です。

　聞診での陰陽は、においがきついかきつくないかで判断します。汗のにおいや、ほかの分泌液のにおいがないか。口臭も含みます。

　音ならば呼吸が荒くないか、声のかすれ、咳や痰が絡むような音は出ていないかをチェックします。しゃべり方も含みます。

　陽の状態だと声も大きくなるし、話すスピードも上がりやすい。相手がしゃべっているのにかぶせて話し始めてしまう。このような状態が陽です。もちろん癖もありますので、平時と比較することが重要です。

③ 切　診

　触れてわかる情報です。

　肌が硬いとか、むくんでいるとか。いろいろな部位を触ることがあります。頭部を触ってみるのもいいでしょう。熱っぽいとか、汗の湿気はあるかとか。

　特別なのは脈診です。中医学特有の診断法で、手首の脈を診ることで、体の様子がわかるというものです。

④ 問　診

　患者さんに質問してわかる情報です。

　問診でないとわからないこともあります。例えば、いつから熱っぽいのか？　どうしてこの状態になったのか、思い当たることはあるか？　など。

　問診は、診断の最後のときもあるし、途中で行うこともあります。

　この四診というのは、患者さんの陰陽のデータを集めるのが目的

です。そして、そのデータから体質を診断していきます。体質を診断することを中医学では弁証論治といいます。わかりやすくいうと陰陽五行学説のところで勉強した五行の陰陽を診ることです。

五臓の陰陽が大切ということは先に述べました。5つのコップで表現したものです（p.38 参照）。

中医学の治療は、四診でわかった五臓の陰陽の盛衰をもとに、その原因となっている五臓の治療と、それが原因で表現された病症の治療をしていきます。

本書では、主としてその原因となっている体質の治療をできるように、診断法とその体質改善法を指導していきます。

では、病気の原因ですが、前章でも述べたとおり胃が大きく関与しています。そして、その胃の状態がよくわかる方法があります。それは望診の一部である舌診です。

舌をみて診断する舌診とは

人の体は飲食物によって作られた気血津液によってできています。

気とはエネルギー体のことで、多くあり過ぎると熱化してしまうこともあります。

血はもちろん体を滋養する栄養素を運搬する赤い液体です。

津液とは、リンパ液や関節液など体内のあらゆる液体です。

気・血・津液の3種の素材から人の体は構成されています。

血が多い方ですと、毛細血管の中にまで血がぎゅうぎゅうに注ぎ込み、筋肉がこわばった状態になります。肩コリや筋肉のコリはこの血が関係しています。ここに気が多いと通常よりも多い血液が流

れ、赤みが出ます。

　津液が多くなると、むくみが出たり、皮下脂肪が多くなったりします。

　中医学では、望診時に、顔や体つきなどをみて、この気血津液の状況を診断します。例えば、肌ツヤの血色よく肉づきも良い方なら、気血津液の量も多いだろうと……。同じような体形でも色白の方なら、気が少なく津液が多いかもしれないと……。

　しかし、顔や体つきは体内の状態だけでなくその他の要素の影響もあるので、誤診につながる可能性があります。ここで中医学では舌診を用いるのです。舌の様子をみて体の気血津液の状況を判断します。

🀄 舌診の方法と注意点

 姿　勢

　通常は、患者さんには座ってもらった状態で行います。仰臥位（ぎょうがい）でも可能です。光が重要ですので、舌が陰にならないように注意してください。

　自然に、できるだけ舌を外に出してもらうことが重要です。無理して舌を出してもらうと嘔吐してしまうことがあります。リラックスした状態で、舌面が平らになるように出してもらいます。

　舌を出している時間が長くなると舌体が緊張し、気血の循環に影響が出てしまいます。すると舌の色が変わってしまったり、乾燥してきてしまったりして正しい診断ができません。

② 方　法

　通常、望舌は、舌尖、舌中、舌辺、舌根（図1）の順にみていきます。そして舌質と舌苔では、色もチェックするので、まずは舌質、そして次に舌苔をみていきます。

　舌の色は血の流れと関係があります。舌を出している時間が長いと舌の筋肉が緊張して血の流れも変化、そして色やツヤにも影響してしまい、正確な診断ができなくなります。

　一方、舌苔は少々の時間が経過しても変化しません。ですから、先に舌質を見ます。

　次に、スピーディーな舌診を行うためにポイントをまとめました。

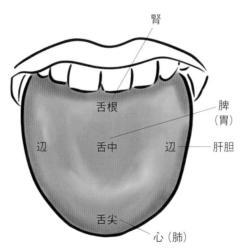

図1　望舌

チェックポイント１：形・大きさ

　まず、舌の形や大きさをみていきます。大きいか、小さいか。小さいの中には薄いも入ります。大きいときは、気血津液のどれかが多いです。小さい、または薄いときは気血津液のどれかが少ないです。

　大きいときは、たいていの場合が食べ過ぎや飲み過ぎです。また、食べた物の質が悪くて、胃もたれを起こしたときも、舌が大きくなることがあります。脂っこくて消化の悪いもの、糖質が多くて粘着性のもの、そして水分の摂り過ぎで、胃の働きが悪くなって胃もたれを起こしていることがあります。

　小さいときは、気血津液が少ない状態です。胃が弱いと舌が柔らかく無力の感じになります。病気が原因で胃が弱っているときは、緊張した感じで、こわばった状態になります。

　ですから、柔らかいときは気力不足、こわばっているときは、病気が重いという状態です。

チェックポイント２：歯形

　舌のふちに歯形がついていたり、しわがあったり、溝ができたりしている舌は、気血津液のうち気が足りないと診断します。

チェックポイント３：色

　舌の色が濃いか薄いかを二極に分けて、大まかに判断します。

　色が濃く、赤みが強いと血が多い状態。正確には気血が多い状態です。気が多いと熱が多い状態になります。

　熱は、発熱状態にあるとき、食べ過ぎによって食べた物から気を作り過ぎているときなどで生まれます。発熱状態というのは、風邪や、炎症反応があるときですね。また、胃もたれを起こしていると

きも熱が生まれます。

　発熱なのか胃もたれなのかの判断は、形や舌の苔などから判断します。

　色が薄く、白っぽい舌なら、血が薄いか少ない状態。血が薄いというのは水分過多。血よりも津液が多い状態です。水分の摂り過ぎや、冷えから体がむくんだりするとなります。血が少ないというのは、食べる量が少ないときもあるし、胃が悪くてもなります。

　健康的だと薄いピンク色です。

チェックポイント4：舌苔

　最後に舌の苔をみます。苔は、胃の消化状態を表していると思ってください。

　もし、白く分厚かったら、胃もたれです。消化できずに胃に食べた物がずっと残っている状態です。

　舌の苔が黄色くなっていたら、胃もたれして、胃が熱を生んでいる状態。逆流性食道炎などにもなりやすいです。

　そして、舌の苔が水状態になってしまっているときは「潤」といいます。この場合は水分が多すぎて、胃酸が薄くなってしまっています。水分量を調整しなくてはいけません。

3 舌診まとめ

　この形、色、苔をみることで、体の気血津液の様子を知ることができます。

　気血が多過ぎるとき、すなわち舌の形も大きく赤いときなどは、高血圧や糖尿病にもつながります。それが、舌の苔が黄色く分厚いと、食べ過ぎによる胃もたれがその状態を作っていると診断します。

舌が大きく、歯形がついている、そして、舌の色も白く薄いとなると、水分過多で血が薄くなっている状態。西洋医学でいう貧血ですね。

そして舌が小さく、苔が白く厚くなっている状態。このときは、病気によって胃の働きが低下しています。その結果、食べたものから血を十分に作ることができず貧血になることがあります。

同じ貧血の診断ですが、原因が違うので治療方法が異なります。前者の水分過多で血が薄い場合、水分を減らして血を濃くしていくことが対応策です。後者なら、まず食事は消化の良いものにして胃の負担を減らし、気血津液をきちんと作れる健康な胃にしていくことが対応策です。

舌診での診断は、病理8種と健康の、9種類にタイプ分けします（図2）。

【参考】

舌の部位を細かく見ることで、それぞれに対応する臓腑の様子を知ることができます。各臓腑に対応する部位は、舌表面全体に分布しています。

舌の臓腑分布法則には、いくつかの種類があります。その中でも歴代の中医学書の記載の中で一致しているものを次にあげます。

舌尖、中央、舌根、舌辺の部位を五臓に当てはめてみていきます。図1のとおりです。

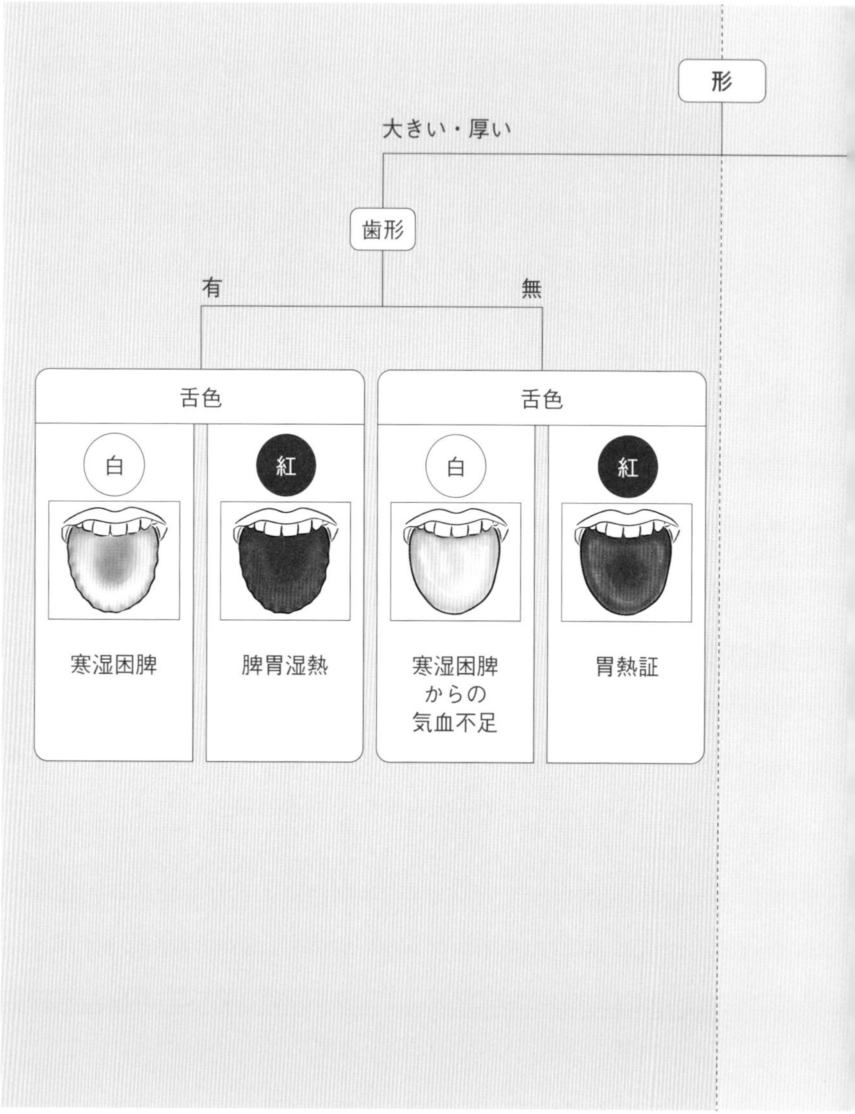

形

大きい・厚い

歯形

有　　　　　　　　　　無

舌色		舌色	
白	紅	白	紅
寒湿困脾	脾胃湿熱	寒湿困脾からの気血不足	胃熱証

図2 舌診での診断：病理8種と健康の9種

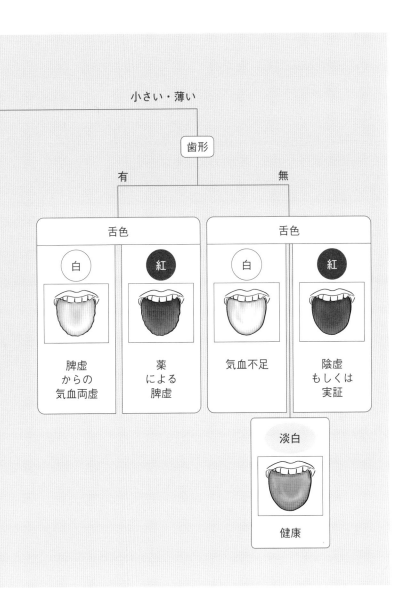

舌尖－心（肺）

舌辺－肝胆：左は肝、右が胆

舌中－脾（胃）

舌根－腎

舌尖は、上焦の心と肺。舌中は、中焦の脾と胃。舌根は、下焦の腎、舌の両側の舌辺は、肝胆の病変をみます。

④ 舌診の注意点

舌診は、疾病を診断する有効な手段です。有効であるがゆえに、その精度を高める必要があります。そのためにはいくつかの注意事項があります。

1）光の影響

光の強弱や色合いは、舌の色の見え方にきわめて大きく影響します。舌診には日中の明るく柔らかい自然な光が最適です。暗過ぎても正確に診断できません。さらに色のついた光も避けなくてはいけません。

2）患者さんの飲食と薬

飲食や薬も舌象に影響を与えます。水を飲んだ後では当然、燥から潤に変化します。熱いものを食べた後では、舌色も赤くなります。コーヒーや牛乳など色のある飲食物もその色が着色するので、よくありません。

薬を長く服用していると、べっとりと粘った黒膩苔になったりします。

3）季節と時間

舌は身体の状態で絶えず変化しています。夏季の暑熱が旺盛な時

季には、舌苔は厚く淡黄色を帯びます。一方、冬は閉蔵の季節で気血の巡りも身体の中に閉じこもります。その結果、冬には湿潤し白苔を生じることがあります。このように季節によって舌象も変化します。

時間も同様で、朝と日中、夜で変化します。舌診を行うときにはこのことを考慮に入れて行う必要があります。

4）年齢と体質

年齢もまた舌に影響を及ぼします。加齢によって気血が不足してくると、裂紋というしわや溝が舌にできることがあります。また同じく加齢によって新陳代謝も悪くなってくると、舌表面にある舌乳頭という小突起の萎縮もみられ、舌がこわばって見えるようになってきます。

また、体質によっても舌ももちろん変化します。肥満の方の多くは舌を出したときに口の幅いっぱいになるほど大きく分厚くなり、淡白な色の胖大淡白舌になっています。

あるいは貧血などの「虚」といわれる体質ですと、舌も同様に色が薄くなり、逆に糖尿病などの血が濃い状態ですと、赤くなり紅舌となります。

このように、年齢や体質などを考慮に入れたうえで診断していきます。

 ## その他の診断　望診―顔―

内臓や身体の状態が顔に表れることもあります（図3）が、これらは診断材料の一部です。外的要因もあるので、傾向として考えます。

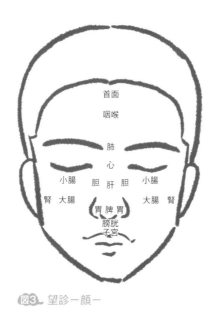

首面
咽喉
肺
心
小腸　胆肝胆　小腸
腎 大腸　　　大腸 腎
胃脾胃
膀胱
子宮

図3 望診ー顔ー

　中医学の診断では一つの情報だけで体質を判断することはありません。あくまでも情報の一部として捉え、四診で知り得た情報を合わせることによって診断します。

● **顔色：赤・白・青白い**
　熱が多いと血流が良くなり赤みが増す。色が薄いのは虚血状態になっているから。
● **肌のハリ：有力・無力**
　気血津液のどれかが多いと有力になる。逆に少ないと無力になる。無力になるとしわや乾燥、下垂などが起きることがある。
● **印堂部（眉間）：赤い**
　肺など呼吸器系に熱がある。

● 眉間（皮膚）：厚い・乾燥

呼吸器系にむくみがある。または乾燥している。

● 目頭：赤み・白・青白い・暗い

心に熱があると赤くなる。白いと心血虚、暗いと血液の流れが悪い。

● 山根と鼻頂の間：赤い・白・青白い・暗い

赤いと肝に熱がある。白いと肝に由来する貧血。暗いと血液の流れが悪い。

● 鼻梁（皮膚）：厚い

肝に浮腫があったり、脂肪が停滞していたりすることがある。

● 鼻頂：赤い

胃や脾臓の消化器系に熱がある。

● 鼻頂：潤・燥

しっとりしていると水分過多。乾燥していると胃に熱が多い。

● 唇：赤みが強い

胃に熱が多い。

● 顎：顎の下の脂肪が多い

水分過多。

● 汗：熱を伴う・熱はない

熱を伴うなら湿熱。熱がないなら水分過多。

● 体形：ハリがある・柔らかくハリは少ない

ハリがあるのは気血津液が多い。柔らかいのは気虚か湿証。

● 動作：多い・少ない

体に熱が多いと動作が大きくなったり、細かく動かしたりする。
気力が少なくなると動きは緩慢になったり無力になったりする。

肩こりに効果的な「甩手<ruby>甩手<rt>すわいしょう</rt></ruby>」

●こんな人におすすめ

・舌に赤みがある人、歯形がついている人は、毒素を排出しやすくなります。

・舌に歯形がついてなくて、食べ過ぎ飲み過ぎで舌が赤い人（高血圧の方）は、甩手のような有酸素運動がおすすめです。

●運動の手順

①まず両足を肩幅くらいに開きます。つま先は正面に向けます。

②両手を目の高さまで上げます。肩はリラックスしたままでいてください。

③重力に任せて腕を振り落とし、空気をかきながらそのまま後ろに放り投げるように振ってください。※顔は正面を向いたまま行います。

④腕を振り子のように前後に動かします。ポイントは、肩甲骨が動くように腕を前後に振ることです。

　腕の動きに連動して胸郭が動かされるので、自然に呼吸ができます。振り子運動を続けると、吐く息と一緒に体内の余分な水分や熱や老廃物などが吐き出されます。

　１日数分でも OK です。好きな音楽をかけながらぜひ行ってみてください。

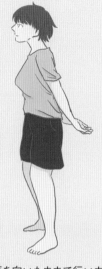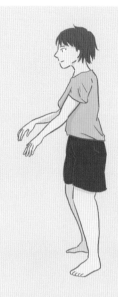

顔は正面を向いたままで行います。

気と血を整理する「よもぎ蒸し」

　よもぎ蒸しは、冷え性、月経不順、月経痛、更年期障害など、女性に多い体調不良を改善するといわれています。おもに、血の流れを整理整頓する作用があります。

　よもぎというと和菓子などによく使われているので、食するイメージがあります。しかし、よもぎは食するよりも、蒸してその蒸気を皮膚から吸収することでその効能が発揮されるといわれます。

　そのため普通のスチームで体を温めるよりも、よもぎを使うと熱が中に入りやすくなり、体の芯まで温まります。そして体内に溜まっていた毒素が汗とともに排出されます。

中医学で行われる灸治療は、灸の温熱刺激によって経絡やツボに作用して気血の流れを調整する働きがあります。その灸に使用するのはもぐさと呼ばれるもので、じつはよもぎの葉から作られています。

　エステサロンなどでよく行われているよもぎ蒸しでは、座面に穴の開いた椅子に腰をかけて、よもぎの蒸気を逃がさないよう、マントを使用します。その中はサウナ状態となり、腰や子宮のあたりがよく温まります。女性特有の症状に効くのはもちろんですが、疲労回復や不眠改善、リラックス効果などが期待できます。

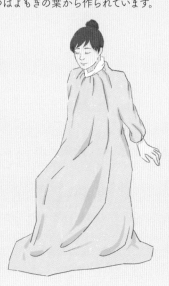

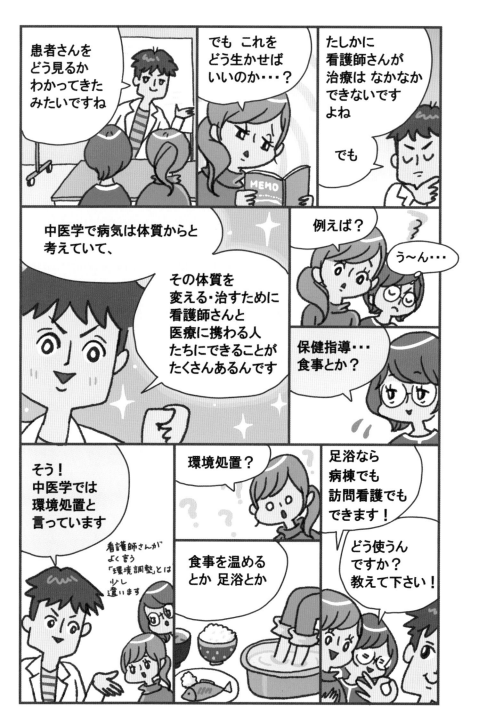

115

体質の分類と対策

　舌の大きさ、厚さなどの形状や、色や表面の状態から、体質を分類します。また、それぞれの体質を改善する対策に加え、おすすめのレシピを紹介していきます。

❶ 寒湿困脾：大、歯形あり、白

　冷たいものや水分を摂り過ぎたために、胃と脾臓の働きが低下し、気血が作れなくなっています。まとめると、気力が低下し、水分過多、そのために血が薄くなり貧血になっています。

　中医学的にいうと、胃に寒湿が入っている状態で、かつ、脾胃が機能低下を起こしています。そして水分過多で、胃酸が薄く消化不良が発生しています。そのため気血が作れなくなり、体内の気の不足により血や津液をとどめる固摂作用が低下し気陥が発生しやすくなります。そのため胃下垂などの内臓下垂や下痢、不正出血などが起こりやすくなります。

●望　診
　顔…色は薄い。

　体形…太り気味か、浮腫（むくみ）が確認できる。

　その他…気力も低下気味なので、動作もゆったり気味であることが多い。

●聞　診
　声…虚の状態。すなわち、声が小さくなったり、言葉数が少なくなったりする。気虚の場合、しゃべると疲れるという現象が生じる。

そして、湿が多いため、気管や咽頭部、声帯もむくむために声質に湿が混じることがある。

におい…なし。

●切　診

腹部…冷たい、そして水滞を感じることがある。

下肢…浮腫（むくみ）がみられる。気力不足のために、靴下の跡がつきやすい。

●問　診

むくみが多く、さらに気力不足のために倦怠感を生じやすい。

婦人科では、生理が遅れたり、無排卵を起こしたりしやすい。

とくに低気圧の影響を受けて、血行障害による症状を起こしやすい。

めまい、頭痛、嗜眠。生あくびが多く出る。

●バイタルサイン

体温…低体温。

血圧…低血圧。

脈拍…遅くなるときがある。

血糖値…低め。

●西洋医学的症状

食欲不振、低体温、低血圧、貧血、立ちくらみ、浮腫（むくみ）。ひどくなると潰瘍、褥瘡。

●対策：水分を追い出し、体の冷えを避ける

体の水分が多いので消化の働きも弱く、血流も悪いので食後に倦怠感が出ます。

まず、体から水分を追い出すことが第一優先になります。そのた

めに水分摂取を控え、利尿させることと、可能なら発汗させること
です。

　食事は、多飲と糖質の過剰摂取はよくありません。のどの渇きを
抑えるために、味の濃い食事も控えたほうがいいでしょう。体の水
分を減らして、むくみがなくなってきたら、食事で気血を増やして
いきます。

　入浴で発汗できる方はどんどんしてください。しかし汗をかきに
くい方は、のぼせが発生しやすいので長風呂はおすすめしません。
こういう方は、岩盤浴の利用や、入浴したらすぐに布団に入り、温
まった体の温度を維持するようにしてください。

　そして室内にいるときは厚着が原則です。冷えが多いと水分は脂
肪として停滞しやすくなるので、室温は寒くないようにしてくださ
い。とくに足元の温度には注意が必要です。

焼きさつまいもの味噌だれ

おすすめ
レシピ

材料（2人分）

さつまいも…1/2 本
味噌だれ（花椒…小さじ 1/2、山椒粗挽き…小さじ 1/2、みりん…大さ
じ 2、味噌…大さじ 2、きび糖…小さじ 1/2）

作り方

❶さつまいもは、5 ミリ厚の輪切りにして、水にさらしアク抜きします。
　水切りをしたら、アルミホイルの上に並べて包みこんで、オーブンで
　20 分ほど焼きます。

❷味噌だれを作る：味噌だれの材料を片手鍋にすべて入れ、中火で練り合わせます。好みの硬さになれば出来上がりです。

合わせ味噌だれを作っておくと便利です。挽き肉を炒めて肉味噌に。麻婆豆腐などにもアレンジできます。花椒と山椒で香り高く、身体を温め、香辛料で身体の湿を乾かします。

② 脾胃湿熱：大、歯形あり、赤

血も水分も多く、気力もあるが、あまり流れは良くなく停滞して熱化している。多くは水分の摂り過ぎから発生します。その他には、薬により胃が弱っているとき、とくに十二指腸周辺に浮腫があることもあります。中医学ではその状態を溜飲（りゅういん）といいます。

いずれにせよ水分過多や脾虚から水分の停滞が発生。その状態で糖質や消化の悪いものが胃に停滞し熱化しています。すると体感的に、逆流性食道炎のような胃もたれや、熱が体内にこもっているように感じます。このとき血や水分の流れが悪く、なおかつ体内に熱がこもった状態になっています。皮膚や内臓の弱い部分から出血がみられることがあります。

胃の働きが停滞しているので気を作れず、気虚が発生。すると気が持つ働きの推動（すいどう）、温煦（おんく）、防御、固摂（こせつ）、気化の働きのどれかが低下します。とくにこのタイプでは推動作用が低下しやすく、これが低下すると、コレステロール値や血糖値の上昇につながったり、腎機能の低下が起きたりもします。

他には、便秘や血中内にも停滞がみられ、内生菌の増殖などもみられます。

●望　診

顔…むくみや、季節によっては汗がみられる。赤みをおびたアトピー性皮膚炎や湿疹がみられることがある。

体形…ぽっちゃり気味。

その他…カンジダやヘルペスなどによる症状がみられる。

●聞　診

声…のどにむくみがあることが多く、くぐもった声になることがある。

におい…口臭がある。

●切　診

腹部…脹満感。

下肢…浮腫（むくみ）、胃の経絡が走行している膝蓋骨に痛みがあることがある。

●問　診

痰が絡む咳。

出血が伴う歯肉炎や、尿や便に潜血反応がみられることがある。

多食多飲があったり、消化の悪い食事をしていたりする場合もある。

●バイタルサイン

体温…皮下脂肪により低体温。

血圧…低めか標準。

脈拍…速め。

血糖値…高くなることもある。

●西洋医学的症状

胃もたれ、逆流性食道炎、不正出血、軟部組織に潰瘍状態の皮膚

炎、潜血反応。

●対策：断食でリセット、下肢の冷えに注意

　水分過多で胃がもたれ、食べたものが停滞して熱化してしまい、さらに水分が欲しくなるという悪循環になっています。

　まず、体の水分を減らしたいですが、のどの渇きが止まらないため苦痛を伴います。そのために胃熱を抑えることを行います。例えば、断食は良いと思います。それができない方は、野菜中心の食事にシフトします。

　あまり食さないほうがいいものとしては、炭水化物（糖質）、動物性脂質があります。これらは胃で停滞してしまうので、さらに熱を生む原因となります。

　体に熱が多いので、汗として出すのが一番良いですが、体力的に厳しいようなら、軽く身体を動かして血流を良くすることで、利尿を促進させてください。ウォーキングなら大股で歩くのがいいです。腕も振って身体全体を使って歩いてください。また、ストレッチやヨガなどで気血の巡りを促すのも良いと思います。

　体温が高めなので、室温があまり高いとのぼせてしまうかもしれません。とくに足元が冷えると上半身にのぼせが出やすいので、室温は、足元の冷えと、頭の高さの温度差に注意してください。

　入浴は、汗をかける方なら長めに、汗をかきにくい方はのぼせの心配があるので、無理に長く入らないほうが良いでしょう。とくに動悸がするようなら注意してください。

　体内に熱も停滞しやすいので、呼吸で吐き出すことが有効です。カラオケなどで声を出すと熱を体外に放出できます。このときの注意は換気。湿熱という状態なので、家の中にも濁気がたまりやすい

です。新鮮な空気と入れ換えてください。

　下が冷え、上が熱になりやすいので、足下は冷えないように服装にも注意してください。

　マッサージは、ゆっくり強く行うとあとで揉み返しが出ることがあります。なるべくソフトにしてください。

帆立とブロッコリー（カリフラワー）の豆乳スープ

おすすめレシピ

材料（2人分）

帆立（ボイル）…2個、ブロッコリーまたはカリフラワー…つぼみ部分を1/2株、玉ねぎ…1/2個、ディル（乾燥ハーブ）…小さじ1/4、オリーブオイル…小さじ1/2、白ワイン…大さじ2、水…100 cc、豆乳…150 cc、白味噌…大さじ1/2、塩…適宜、オリーブオイル…少々

作り方

❶帆立（貝柱）を手で裂き、ブロッコリー（カリフラワー）はつぼみの部分を粗みじん切り、玉ねぎはみじん切りにします。

❷鍋にオリーブオイルをひいて、みじん切りの玉ねぎと、塩をひとつまみ入れて中火で炒めます。玉ねぎがしんなりしたら、粗みじん切りのブロッコリー（カリフラワー）と、裂いた帆立（貝柱）を入れ軽く炒めます。

❸白ワインをふりかけ、蓋をして2分ほど中火にかけ、水を注いだら5〜10分ほど煮ます。ブロッコリー（カリフラワー）が柔らかくなったら火を止めて、マッシャーや木べらなどで潰します。

❹粗く潰したら、再び火をつけて、豆乳を注ぎ、白味噌を溶かし入れ、程よく温めます。器に取り分け、オリーブオイルをたらします。

③ 寒湿困脾からの気血不足：大、歯形なし、白

　水分過多や、糖質過多、運動不足によって発生します。薬による水滞が発生した場合もここに分類します。

　水分過多による体質で、津液すなわち水分が血管外に多いと、血管を圧迫してしまい、さまざまな疾患を誘発します。

　皮膚の下に水分が多くあると皮下脂肪や浮腫となり、皮膚疾患、イボやタコの原因にもなります。また、末梢神経の伝達が悪くなり、痺れや硬直、時には結節も生まれます。

　内臓に水分が多いと内臓脂肪といわれ、臓腑の機能障害を引き起こします。それを西洋医学では肥大と診断されることもありますが、機能低下がみられるとき原因は浮腫によるものが多いです。ひどく水滞があるとポリープや潰瘍を生むこともあります。

　血中内が水分過多になっている場合は、血が薄くなり貧血になることも多いです。倦怠感を伴い、皮下脂肪や内臓脂肪が多いです。

●望　診

　顔…浮腫顔。

　体形…水滞の浮腫体形。

　その他…浮腫は多いが気力があるので、活動的だったりします。夏場など気温が高い時季は、多汗症がみられることもあります。

●聞　診

　声…湿を伴う声。

　におい…なし。

●切　診

　腹部…膨満感。

下肢…倦怠感、痛み、痺れ、リウマチ。

●問　診

倦怠感、喘息、貧血、甲状腺機能低下。

●バイタルサイン

体温…低め。

血圧…低め。

脈拍…少なめ。

血糖値…低め。

●西洋医学的症状

血が薄く、下痢になることがある。ポリープができやすい。

●対策：消化の良いものとソフトなマッサージ

体の水分が停滞しています。なぜ停滞したかを知ることが大切です。飲み過ぎたのか、冷えている環境なのか、デスクワークなどのためか。時には薬によって起きることがあります。

この対策は、胃と脾臓を強くすること。消化も停滞しやすく、吸収もしにくい。そのために胃に熱を加えることも必要です。温かく柔らかいものを食するようにしましょう。

ここでの対策の注意点は、有力か無力かです。むくみがきつくても動けるのか、動くことが大変なのか。動ける場合は運動して発汗させます。もし動くことがままならない場合は、マッサージが有効です。リンパマッサージやオイルマッサージのようにゆっくりじわーっと滑らすようにマッサージするのが良いです。筋肉にアプローチするようなゴリゴリマッサージはあまり良くありません。

末端までの血流が良くないので、部屋の中にいてもくつ下などは欠かさず、寒い日は手袋もいいかもしれないです。

太陽の光に当たることも大切です。ラジオ波、α波などのエステに用いる痩身器具もむくみを取る効果が期待できます。温泉などもいいですね。

あずき・なつめ（棗）・陳皮のおかゆ

材料（2人分）

あずき…25g、米…0.5合、水…小豆の戻し汁と合わせて600cc、陳皮…大1枚、なつめ…大1個、塩…ひとつまみ

作り方

❶あずきはサッと洗い、保温ステンレスボトルに入れ熱湯を注ぎ、一晩置きます。

❷小鍋に、サッと洗った米、あずきの戻し汁と水を合わせて600cc、あずき、陳皮、なつめを入れ、中火でコトコト20分程度、好みの硬さになるまで煮ます。

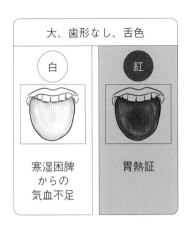

4 胃熱証：大、歯形なし、赤

　多食多飲により発生します。気力が多く、体が熱化している可能性があります。また血が多く、さらに、舌がびちゃびちゃなら水分も多いです。舌苔が黄色く粘滞なら長期にわたる胃もたれ状態です。

　栄養が多く、熱を伴う血になっていて、血液量も多く流れる勢いが強いので、いわゆる高血圧となります。

　この場合、胃から生まれた熱が内臓を巡りどこかに停滞すると、その部位が疾患になります。

●望　診
　顔…赤みがある。

　体形…標準から肥満体形。

　その他…熱量がある。

●聞　診
　声…大きい、早い。

　におい…口臭や、汗のにおい。

●切　診
　腹部…脹満感。

●問　診
　高血圧。

●バイタルサイン
　体温…高め。

　血圧…高血圧。

　脈拍…速め。

　血糖値…高い場合がある。

●西洋医学的症状

　食べ過ぎによる胃もたれを引き起こしやすい。食事内容によっては気血を作りすぎている。動物性脂肪や糖質の摂り過ぎにより発生しやすい。

　炎症性疾患がみられることもある。

●対策：熱を生まない野菜を食べ、部屋の換気を忘れずに

　多食により発生。胃の中に食べたものが長く停滞していることが要因です。消化が悪い状態で食している方が多くみられます。噛まずに丸呑みしている可能性もあります。胃熱が多くなると歯が浮いたり、口内炎ができたりすることもあり、噛めないことが多いです。

　また動物性脂肪の多い消化しにくいもの、胃に停滞する糖質などは胃熱をより増幅させます。そのために冷たいものを多飲多食すると、胃の働きが低下してしまい、その結果さらに胃にものが停滞することになります。

　食事は熱を生まない野菜食や、それと消化に時間のかからないものが良いでしょう。

　胃熱のためにのどが渇きますが、舌の苔が黄色または白くべったりと粘滞しているときは胃酸が濃い状態ですので、飲んでもかまいません。しかし、びちゃびちゃと舌の上に水分がたまっている場合は、胃の中に水分が多い状態なので、水分は減らしたほうが良いでしょう。

　衣服は、体に熱がこもっていますので、あまり締め付けない物を選んでください。締め付けがきついところに皮膚疾患が生まれることがあります。

　室内は通気性を良くします。とくに対流が悪いと室内の上のほう

に暖気、下のほうに冷気がたまるので、のぼせの原因になります。

　入浴は、好みの温度で良いでしょう。浴室も換気を忘れずに。

　運動は、発汗と呼吸を活発にできるような有酸素運動がおすすめです。膝の痛みを伴っていることも多いので、足の前面を走行する胃の経絡を柔らかくするようなマッサージがおすすめです。

大根、山芋、きゅうりと蕎麦サラダ

材料（2人分）

蕎麦…1束、大根おろし…50g、山芋の千切り…40g、大葉…2枚、きゅうりの千切り…1/2本、白胡麻、青ネギ、焼き海苔…適宜、蕎麦つゆ…適宜

作り方

❶茹でた蕎麦を冷水でもみ洗いし、水気を切ったら、お皿に盛ります。

❷蕎麦の上に、大根おろし、山芋の千切り、きゅうりの千切り、大葉をのせ、蕎麦つゆをかけたら、焼き海苔、白胡麻を散らします。

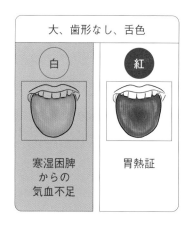

胃熱が多い人の心理的作用

看護師
山咲凛子

　胃を中心とする消化管の役割は、脳（意識）が情報（言葉）を受け取って処理するのと似ています。

1. 外から食べ物（情報・言葉）を取り入れる
2. 役立つものと役立たないものを選り分ける
3. 役立つものを消化する
4. 消化できないものを排泄する

　空腹感は、「ほしい」「体に取り入れたい」という欲求の表れです。食べるという行為は、取り込み、統合し、満たされることへの希望です。

　もし愛を渇望しているとします。ところがそれが適度に満たされていないと、甘いものがほしい、しょっちゅうつまみ食いをする、という行為に表れてくるので、食欲はセックスとも関連しています。

　愛し合う恋人たちを「ベタベタしている」「甘い関係」と表現するように、愛と甘いものは密接な関係にあるといえます。

　しょっちゅう食べたがる子どもも愛に飢えています。何でも与える、何もかもやってあげているという関わり方が愛とはかぎりませんが、愛の埋め合わせをするかのように与え続けている親もいます。

　胃は外から入って来るあらゆるものを受け入れます。選り分けるためには、偏見のない考え方、良識、俯瞰を必要とします。胃には、正常に消化するための性質が二つあります。

　一つは、許容、純粋、感受性、謙虚さなどの女性的性質で、太っ腹、腹に一物、腹を据えるなどの表現はここから来ています。また胃

の女性的性質は水のエレメントに重なります。胃と水は深く関係していて、これらの性質を抑圧すると体にも影響を与え、胃は食物だけでなく心が感じ取ったことまで消化しなくてはなりません。

　胃にはもう一つ性質があり、胃熱はこちらの性質の扱い方が問題になっています。胃の機能は、攻撃し、噛み砕き、あるいは溶解し、分解して十二指腸へ送ることです。男性的性質で火のエレメントに重なります。腹が立つ、自腹を切る、腹の虫がおさまらないなどの表現はここから来ています。物質レベルでこの働きを行うのは胃酸で、かなり攻撃的な役割です。この性質を外に出すことができず呑み込んでいると、抑圧は体レベルで胃酸分泌の増強になります。水より火の性質が勝っているので、胃の中で水が煮えたぎっている状態です。

　攻撃性は、外に出せないことが問題なのではなく、どのように消化（昇華）するかの智慧を持っていないことが問題です。智慧がなければ葛藤や憤懣（ふんまん）を解消できないため、すべてを呑み込んで外に出さないようにするか、限界を超えて攻撃的になるかの両極端に走ります。消化に胃酸を多く必要とする肉を過剰摂取すれば、異常犯罪が起こるとの見解もあります。

　マウスの実験があります。世界三大長寿国に共通する穀菜食を食べ続けたマウスは、どこも一切病変にいたりませんでしたが、肉食や乳製品を摂り続けたマウスは、腎臓、心臓、肝臓など臓器の病変におさまらず、凶暴になり共食いを始めました。さすがに人間は共食いしませんが、個人が自由に発信できるようになった昨今、SNSなどで攻撃的な言葉のぶつけ合い炎上していることは、胃の働きと無関係ではありません。

　攻撃性のコントロールができないでいると、胃は自分自身を噛み砕

くと考えるといいかもしれません。胃熱の多い人は自分の感情を自覚して、葛藤を意識的に処理し、受け取った言葉を昇華させる智慧を持つことです。また、愛されたい、頼りたい、感情を表出できる安心な関係がほしいという願望が根底にあると認める必要があるでしょう。虚栄心、独立心、努力といった鎧で隠されているならなおさらです。胃は真実を告げています。

胃が弱ってしまっている人は、葛藤や憤懣をあえて見過ごそうとします。食物は安全で柔らかいものを選び、角を取った丸いものや、ピューレ状や粥状になったものなど、消化に負担のないものを好みます。また、胃酸の攻撃に弱いため、心理面においても新しい印象を受け入れようとせず、人生にも食事にも挑戦はいらない、という生き方を選びます。

薬の目的は精神と体のつながりを断つことにあります。精神の未熟さが体に影響を及ぼさないようにして、胃だけを守ろうとするのが薬の効果です。そのため自分自身がバラバラになっていくのです。

●胃熱の人は次の点について考えてみましょう

1. 感情を抑えて、腹に溜まっているのは何ですか?
2. 腹が立ったとき、どのように感情を処理していますか?
3. 自分の弱いところは何だと思いますか?

●胃熱が多い人は次のことに取り組んでみましょう

1. 朝、目が覚めたら窓を開け、空に向かって「気分がいい」と声に出して言う
2. お風呂に浸かりながら、鬼の角が生える部分をマッサージする
3. 寝る前に「ありがとう」を100回言う

5 脾虚からの気血両虚：薄い、小さい、歯形やひびあり、白やくすみ

疾患や抗生物質などの影響で血も気も不足しています。

いずれかの臓腑が機能低下を起こしている可能性があります。または、気力不足から潰瘍なども伴っていることがあります。

●望　診

顔…青白い。

体形…この体質が長期にわたると痩せ形か、虚の姿勢が多い。発生して日数が経っていない状態だと色白で浮腫になりやすい。

その他…反応が緩慢。

●聞　診

声…無力、言葉の数は少ない。

におい…なし。

●切　診

腹部…無力。

下肢…無力。皮膚に弾力があまりない。

●問　診

しゃべりたがらない。虚弱。

●バイタルサイン

体温…低め。

血圧…低血圧。

脈拍…標準から少なめ。

血糖値…問題なし。

●西洋医学的症状

　血液検査では、さまざまな機能低下がみられる。

●対策：栄養バランスを考えた食事と軽い運動を行う

　身体の気血を作る脾が弱くなっています。まず、胃に負担をかけないよう消化が良い食事を摂ることです。ゆっくりと胃で消化させ、運化させることです。運化とは消化したものを吸収し、栄養を体の各所に運搬することです。イメージは離乳食。火をよく通し、柔らかく、消化しやすいようにすることです。

　そして栄養のバランスも取れるように、小魚や卵など栄養価の高いものを摂ったり、料理にだしを使ったりすることも良いと思います。一度に量を多く摂り過ぎないことです。消化できる分量を少しずつです。何回かに分けて摂っても良いと思います。

　衣服や室温は、外界の影響を受けないように調整します。

　入浴は、体の気力が少ないので長く入ることは避けた方が良いでしょう。

　運動は、無理のない程度で、ゆったりとした動きで室内を散歩するくらいで良いです。

　マッサージは、腕と足を柔らかくゆっくりと行います。気血を流すというより、エネルギーを補い、また蓄えるようなイメージです。

シラスの半熟卵焼き・おかゆのせ

おすすめ
レシピ

材料（2人分）

米…1/2カップ、水…600 cc、卵…2個、シラス…50 g、みりん…小さじ1

中華風あんかけ（水…150 cc、中華顆粒だし…小さじ 1/3、醤油・酒・オイスターソース…各小さじ 1/2、砂糖・白胡椒・胡麻油…各少々、葛粉…大さじ 1、水…大さじ 1）、青ねぎ…適宜

作り方

❶おかゆを作ります。

❷あんかけを作ります。中華風あんかけの材料をすべて小鍋に入れ、中火にかけます。トロみがつくまでしっかり煮詰めます。

❸シラスをボウルに入れ、卵を割り入れ、みりんを加えよく混ぜます。フライパンにオリーブオイルをひき、半熟に焼きます。おかゆ、半熟卵焼き、あんかけを器に盛り付け、青ねぎを散らします。

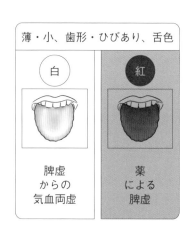

薄・小、歯形・ひびあり、舌色

白 — 脾虚からの気血両虚

紅 — 薬による脾虚

⑥ 薬による脾虚：薄い、小さい、歯形やひびあり、赤やくすみ

気力が不足していて、熱感があり、むくみは少ないです。

病状が進行し、薬の副作用などで内熱が起きたときにみられます。

舌に光沢がなく、活力がみられないなら、病状が長期にわたっていると考えられます。

●望　診

顔…赤み。

体形…痩せ形。

その他…舌にくすみがあったり、こわばっていたりすることもある。

●聞　診

声…イライラ気味のしゃべり方。

におい…ある場合もある。

●切　診

腹部…無力と停滞している部位があることがある。

下肢…熱感あり。

●問　診

褥瘡を発生させやすい。

●バイタルサイン

体温…高め。

血圧…低い。

脈拍…早い。

血糖値…高いときもある。

●西洋医学的症状

さまざまな疾患がみられることが多い。

●対策：蔵血作用の強い食事を積極的に摂取。足のマッサージで血行促進

胃腸の調子が悪く、体は衰弱気味です。しかし微熱がこもるこの状態のときのケアは大切です。消化力が弱いので、熱を増やすものを無理に食べさせないようにしてください。しかし気力が少ないので栄養を吸収することは必要です。動物性の栄養素より、蔵血作用の強い食事を摂るといいでしょう。そのために発酵食品もいいです。緑黄色野菜などを用いたスープもおすすめです。

入浴は、体力が落ちているので、長湯は避けます。

下肢に血行不良が起きやすく、上半身に熱がこもりやすいので、足のマッサージをよくしてください。頭部に熱がこもっているときは頭を冷やしてください。

かぼちゃ・とうもろこし・にんじんの 豆乳スープ

おすすめ レシピ

材料（2人分）

かぼちゃ…100g、にんじん…60g、とうもろこし（冷凍）…40g、玉ねぎ…30g、水…100 cc、豆乳（無調整）…1カップ、オリーブオイル…大さじ1/2、月桂樹…1枚、ナツメグ（ホール）…少々（なければパウダーでも可）

作り方

❶かぼちゃをひと口大、にんじんを5ミリ厚の輪切り、玉ねぎを粗みじ

ん切りにします。

❷鍋にオリーブオイルをひき、玉ねぎを炒め、にんじん、かぼちゃ、とうもろこしに完全に火が通るまで炒めます。

❸鍋に水を注ぎ、月桂樹を入れたら、にんじん、かぼちゃが柔らかくなるまで、蓋をして5分程度煮ます。そして月桂樹を取り除きます。

❹あら熱をとり、ハンドミキサーまたはフードプロセッサーでペースト状にします。

❺再び鍋に戻して、豆乳を注ぎ入れ、ホールのナツメグをグレイターなどでおろして混ぜ、温めます。器に移して黒胡椒を散らします。

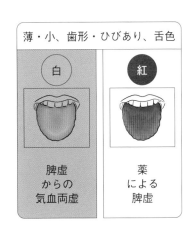

7 陽虚：薄い、小さい、歯形なし、白

　気力不足で、とくに陽気が不足しています。また血が少ない状態です。

　長期療養、加齢のために、身体の陽気が不足しています。本人に病状の自覚があるのか、ないのかがポイントで、病状の訴えがないならさほど問題はありません。

　悪寒があったり、臓腑の機能低下があったりする場合もあります。

●望　診

　顔…虚の感じ。

　体形…無力で内に丸め気味。

　その他…寒がり。

●聞　診

　声…力なく虚。

　におい…なし。

●切　診

　腹部…無力または冷えて硬い。

　下肢…無力または冷え。

●問　診

　全体的に虚。精神面も興奮は少ない。

　本人の自覚がポイント。疲労感や倦怠感がなければ問題ない。

●バイタルサイン

　体温…低い。血圧…低め。脈拍…少ない。血糖値…低め。

●西洋医学的症状

　虚証がみられる。

●対策：陽気を補う食品を摂取し、ゆっくり軽いマッサージ で体を柔らかくする

高齢で、とくに病気の自覚もないようなら、それまでの生活習慣を継続させます。加齢とともに陽気が減少してくるので、陽気を補うものを食します。そのために米を使います。動物性脂質も適度に摂取するのが良いと思います。

もし、急性疾患でこの状態なら、栄養価の高いものを吸収できるようにします。とろみがついているお粥をベースに、吸収しやすく調理した食材を加えます。多飲して消化力を弱くすることはよくありません。

体が冷えている場合は、入浴がおすすめです。また日光に当たることも効果的ですので、活用してください。

運動は、筋力をつけるために軽いスクワットなどはいいでしょう。脈拍が速くなったり、熱感が少し増したりするまでが目安です。

マッサージは、四肢が柔らかくなるまでゆっくりと行います。とくに重い疾患がなければ、腹部も柔らかくなるまで行ってください。

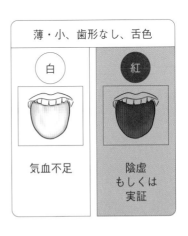

エビ蒸し豆腐

おすすめ
レシピ

材料（2人分）

絹ごし豆腐…1/2丁、むき海老…50g、生姜すりおろし…4g、れんこんすりおろし…10g、細ねぎ…1本、卵白…小さじ1/2、酒…小さじ1/4、塩…少々、片栗粉…小さじ1/2

葛あんかけ（だし汁…100cc、みりん・醤油…各大さじ1/2、塩…ひとつまみ、葛粉…5g、水…5cc）

トッピング用（生姜すりおろし…少々、紫蘇の千切り）

作り方

❶ むき海老と、生姜すりおろし、卵白、れんこんすりおろし、塩を少々、片栗粉をフードプロセッサーで混ぜます。ボウルに移して、細ねぎのみじん切りを入れ、へらなどで混ぜます。

❷ 葛あんかけを作ります。みりん、醤油、だし汁を小鍋に入れて火にかけます。沸騰直前に、水で溶いた葛粉を入れ、とろみが出るまでしっかり火を通します。

❸ 器に絹ごし豆腐をのせ、豆腐の上に海老ミンチをのせたら、蒸気が立つ、蒸し器に入れて15分ほど蒸します。蒸しあがったら、熱々の葛あんかけをかけ、生姜すりおろしと紫蘇をトッピングします。

❽ 陰虚もしくは実証：薄い、小さい、歯形なし、赤

気力は正常ですが、血や水分は少なめです。

舌苔がべったりしていたら、胃に食べたものが停滞しています。とくに病状が体にまで影響を及ぼしている状態ではありません。疾患がある場合は早期と考えます。

舌が乾燥していて、舌苔がない場合は陰虚です。

陰虚とはホルモン不足、血や津液の不足状態を表します。

●望　診

顔…乾燥、赤みがみられる。

体形…痩せ形。

●聞　診

声・におい…ともに所見なし。

●切　診

腹部・背部…乾燥のアトピー性皮膚炎がみられることがある。

下肢…乾燥した感じがみられる場合がある。

●問　診

手足が熱い、熱がこもった感じ。

●バイタルサイン

体温…微熱。

血圧…標準。

脈拍…やや速い

●対策：体の硬さはマッサージでほぐし、十分な休息を取ること

陰虚といわれる体のホルモン不足は、陰血不足によって発生します。滋陰養血といわれる治療法を用います。枸杞の実が代表的な生薬です。

のども渇きやすいので、生津作用のある食事も大切です。牛乳やヨーグルト、果汁も良いと思います。

衣服は、肌の乾燥も生まれやすいので、肌にやさしいものを選んでください。

体質的には、体も硬くなりやすいので、マッサージが効果的です。

膝裏から足首まで、柔らかくなるまでマッサージしてください。足には腎、肝、そして脾、胃の経絡が流れているので、すべてが重要です。

　そして、生活習慣の見直しが重要です。体力に比べオーバーワークになっているので、休息も必要です。早めの就寝を心がけてください。

山芋・なめこ・オクラの味噌汁

材料（2人分）

山芋…80ｇ、なめこ…40ｇ、オクラ…2本分（茹でておく）、だし汁…300 cc、味噌…大さじ1、青ネギ・粉山椒…適宜

作り方

❶山芋は、皮を落として1センチ角切り、なめこは、サッと洗い水気を切ります。オクラは茹でて輪切りにします。

❷鍋にだし汁を入れて、山芋を柔らかく煮ます。なめこを入れて軽く火を通し、オクラを入れたら火を止め味噌を溶きます。

❸おわんに取り分け、ネギを散らし、好みで粉山椒も散らします。

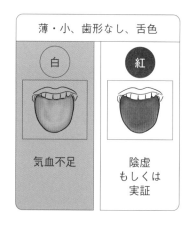

虚弱体質には
「甘い香り」と「焼き肉のたれ」

　虚弱体質の人は砂糖の香りをかいでみてください。甘い香りは胃の中に熱を生むので、お腹が空く感覚になります。例えば、ミルクティーにお砂糖を入れ、湯気と一緒に甘い香りが立ち込めてくるイメージをしてみてください。すると、胃が動き出す感じがしませんか?

　とくに、虚弱で水が多い人、胃酸が薄い人、舌が薄く小さく歯形がある人は試してみてください。きっとイメージしただけでも食欲が出てくるはずです。

　ほかにも、おすすめの飲み物としてカフェオレがあります。しかし、コーヒーには胃を弱くする性質があるので、苦手な方は紅茶を試してみてください。

　コーヒー豆には、細胞から水を絞り出し、下におろす働きがあります。その作用を「瀉下作用」といいます。そのため水が多くて胃がむくんでいる人、舌に歯形がない人にはおすすめです。

　さらに、虚弱体質の人(舌が小さく、薄い、歯形がなく、水が停滞して気力が弱い、消化ができない、色が白く気血が少ない)にぜひ試してほしい調理法があります。

　それは、動物性の脂を使った料理です。脂をひいたフライパンに、食材、ニンニク、ショウガ、醤油、みりんを入れて炒めます。まさに焼き肉のたれです。

　このにおいをかぐだけで食欲が増進するはずです。その時にはなるべく消化の良いものを食べます。例えば、肉を焼いた後の脂で、山

芋や玉ねぎなどの野菜炒めを調理して食べてください。ただし、動物の脂は多すぎると胃に負担がかかるので、注意が必要です。

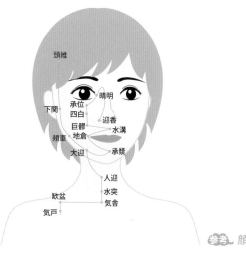

参考　顔にある胃の経絡

漢方足浴でむくみスッキリ

　看護ケアの一つに「足浴」があります。足浴は、入浴に近い効果が得られるうえ、ベッドサイドや浴室など、さまざまな場所で気軽に行うことができるケアの一つです。その効果は、リラックス効果はもちろん、循環促進効果、清潔保持などが期待できます。

　中医学では漢方を取り入れた足浴法があります。その方法はとても簡単で、準備するものはミカンの皮だけです。

　じつはミカンの皮は乾燥させると「陳皮」という漢方薬になります。陳皮には、血行促進、疲労回復、肌荒れ改善などの効果があります。とくに、水分が溜まった下肢のむくみに効果てきめんです。

●陳皮エキスの作り方・使い方

・ポイントは水を張った鍋に陳皮を入れるだけです。そしてそのまま沸騰させます。

・1〜2分沸騰させたら、陳皮のエキスができ上がりです。

・足浴用のベースンもしくは足浴用のバケツに、でき上がったエキスを水で薄め、適切な温度に調整します。

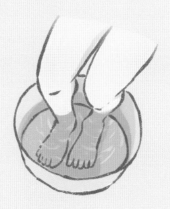

・あとは通常の足浴の手順で行います。

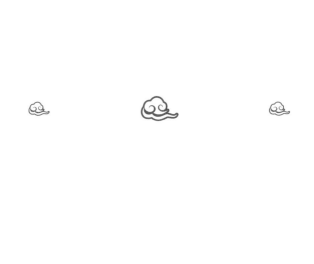

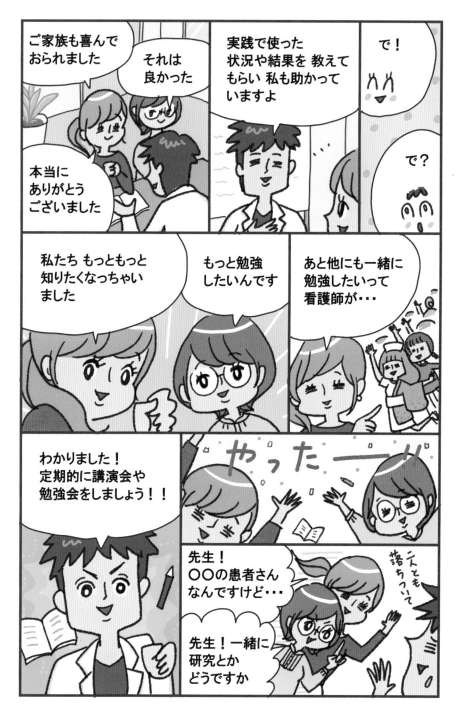

147

索引

あとがき

　もし、あなたが癌の宣告を受けたとしたら、どうしますか。

　今は2人に1人が癌にかかるという時代。

　いつ自分にそれが来るかもしれません。

　そんななか、自分の疾患を家族にどう伝えますか?

　医療に関わる身としては、どのような状況でも、生きる望みを模索し、頑張ってほしい。

　家族や友人、大切な方のために頑張ってほしい。

　つらい治療も乗り越えてほしい。

　現代医療も進化しています。

　しかし、それでも病気に負けそうなとき、

　他の選択肢を求めるときがあります。

　例えば、漢方。身近に漢方の専門家がいてくれたら……。

　現代の日本の医学部では、中医学については、中国と同レベルのカリキュラムでは伝えられていません。中国の医療界では、中医学と西洋医学、両方が採用されています。そして、大学ではそれぞれ別の科として教えています。医学部西洋医学科、医学部中医学科です。

　それは学術体系が違うために、医学部の卒業までの時間を全て使っても、どちらかしか勉強できないからです。そのくらい中医学も理論体系や教育システムが確立されています。

　私の想いは、日本にも同様に中医学のカリキュラムを導入したい。

　それによって、医療の選択肢も広がり、より多くの方が笑顔になれると信じています。

その多くの方とは、もちろん患者さんとその家族。そして、頑張っている医療従事者です。

　医療従事者は、さまざまな疾病の治療に当たっている際に、どんどん病気が進行し、できる治療が少なくなってきます。そのときに中医学という「お守り」のような選択肢があると、より体も心も両方の負担が減らせると思います。

　「まだできることがある。まだしてあげられることが残っている」

　これはとても大切な支えです。

　患者さんにしても、選択肢が多ければ多いほど、安心感を得ることができます。

　さらに患者さんの家族も、食事やマッサージなど自分たちにもできることが見えてきます。

　「私も力になりたい。何かできることがないか」

　大切な方を前にしたら、皆が思うことです。

　これらは、中医学を広めていくと可能になります。

　体質を改善するには、食養生。きちんと体質に合わせた食事が提供できます。

　痛みや浮腫で困っている患者さんには手でマッサージしたり、アロマオイルで流してあげたり……。これも中医学の弁証論治があると、その場で大きな変化を出せます。

　精神的な悩みをお持ちの患者さんにはアロマで心をいやし、音楽療法で気力を与え、住空間の明かりや温度、そして間取りをアドバイスすることで、その悩みをすっきりさせることも可能になります。

　これらは全て、中医学の四診を行い、体質を知ることが重要です。そして体質がわかれば、いろいろ改善方法があるのです。

では、この中医学を実際に行うにはどうするか。

　そのためには医療現場において、中医学が市民権を得なくてはいけません。

　大学のカリキュラムに入り、きちんと臨床も経て、医療関係者も患者さんも安心して治療に臨めるようにする。

　そのためには、皆さんの声が必要です。

　これだけ多くの方が、中医学を求めていますよ。

　みんな、しっかりと勉強することを望んでいますよ。

　まだ中医学は教科書すらないんですよ。

　そんな声を反映させて形にできたのが、今回のクラウドファンディング Fanfare でした。

　この声は、医療改革の大きな一歩になるのではないかと思っています。

　そして、この声をどうやって増幅させるか。

　さぁ、次の展開です。

　中医学の良さをきちんと研究する場が必要です。

　そのための学会設立です。それに向けて研究会を作らなくてはいけません。研究会員を増やすには、中医学の教育を行う場所とツール、そして講師が必要です。

　それをかなえるために中国医学協会を2020年7月に発足しました。

　本書は中医学の入門書としての位置づけになり、多くの方の最初の1冊になると思います。

　学会を設立した後にするべきことも山積みです。

　しかし、多くの方の笑顔のためには前に進まなくてはなりません。

　今回、クラウドファンディングを通じ、いただいた皆さんの心。

大切に大切に受け取らせていただきます。

　この場を借りて恐縮ですが、心より御礼を申し上げます。

　そして、取り組んだことのない中医学。出版に至るまで、大変な苦労があったと思います。メディカ出版の皆さん。これからも一緒に新しい日本の医療を支えていくために、さらなるお力添えをよろしくお願いいたします。がっつり手を握り、感謝を述べさせてください。

　そして、本書を手に取ってご覧になっていただいた皆さん。

　これから、共に歩みましょう。

　目の前の大切な方に「大丈夫」と言えるように……。

今中健二

ご支援いただいたみなさま（順不同）

private salon fermata
清水智央
和響鍼灸治療院 大石雅世
リンパ専門店サロン・ド・ポム
中国医学講座受講生有志
唐川真知子
中元 君子
C.UEDA
株式会社 Beauty Caravan
イトオテルミー安川療術所
アロマデザインカフェ　アンジー 戸田雅子
ありあけペットクリニック 木下あゆみ
原田 恵
加藤明子
若石足もみ・おうちサロン Caraway
YOGA Four Trees
福井洋子

クラウドファンディングにより 177 件の支援をいただきました。
まことにありがとうございました。

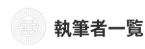 ## 執筆者一覧

今中健二　　　　　　元 中国江西省新余市第四医院中医師
　　　　　　　　　　神戸大学大学院非常勤講師
　　　　　　　　　　株式会社同仁広大　代表取締役
　　　　　　　　　　中国医学協会　会長

【おすすめレシピ】

中元君子　　　　　　中医学・薬膳・腸活 Kitchen Anise

【Column】

木下あゆみ　　　　　獣医師
森本貴子　　　　　　胃トレヨガ公認インストラクターYOGA 4 Trees
山咲凛子　　　　　　看護師

【マンガ】

小豆だるま

【本文イラスト】

久場祐愛

【編集協力】

中澤真弥　　　　　　看護師ライター
髙橋宏昌

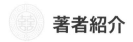 **著者紹介**

今中健二　いまなか　けんじ

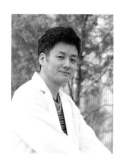

元 中国江西省新余市第四医院中医師
神戸大学大学院非常勤講師
株式会社同仁広大代表取締役
中国医学協会会長

1972年兵庫県生まれ。学生時代、母親をがんで亡くしたことをきっかけに医療に関心をもち始め、一度は企業に就職するも、5年で退社。中国江西省の贛南医学院に留学。名誉教授の何懿氏のもと、手技のみによって患者が盲腸や心臓病、意識不明の状態から回復する現場を目の当たりにする。その後、新余市第四人民医院で中医師免許を取得。リウマチやヘルニアなどの治療に従事する。2006年、故郷の神戸市に株式会社同仁広大を設立。整体療法院として施術を行う。後に西洋医学との垣根を越えた「患者の立場に立った医療技術」発展のため、医師や看護師、医学生を対象とした講義や、神戸大学との連携による帯状疱疹の共同研究のほか、神戸市立看護大学や神戸大学での特別講義、中医学にもとづいたがん治療の講演を行う。現在は中国医学協会を設立し、全国各地で精力的に活動を行っている。

WEB動画の視聴方法

WEBページにて本書の特別付録動画を視聴できます。以下の手順でアクセスしてください。

■メディカID（旧メディカパスポート）未登録の場合

メディカ出版コンテンツサービスサイト「ログイン」ページにアクセスし、「初めての方」から会員登録（無料）を行った後、下記の手順にお進みください。

https://database.medica.co.jp/login/

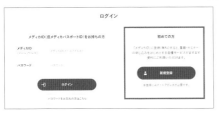

■メディカID（旧メディカパスポート）ご登録済の場合

①メディカ出版コンテンツサービスサイト「マイページ」にアクセスし、メディカIDでログイン後、下記のロック解除キーを入力し「送信」ボタンを押してください。

https://database.medica.co.jp/mypage/

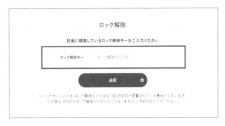

②送信すると、「ロックが解除されました」と表示が出ます。「動画」ボタンを押して、一覧表示へ移動してください。

③視聴したい動画のサムネイルを押して動画を再生してください。

ロック解除キー　wggdyhwygk

*WEBページのロック解除キーは本書発行日（最新のもの）より3年間有効です。有効期間終了後、本サービスは読者に通知なく休止もしくは終了する場合があります。

*ロック解除キーおよびメディカID・パスワードの、第三者への譲渡、売買、承継、貸与、開示、漏洩にはご注意ください。

*図書館での貸し出しの場合、閲覧に要するメディカID登録は、利用者個人が行ってください（貸し出し者による取得・配布は不可）。

*PC（Windows / Macintosh）、スマートフォン・タブレット端末（iOS / Android）で閲覧いただけます。推奨環境の詳細につきましては、メディカ出版コンテンツサービスサイト「よくあるご質問」ページをご参照ください。

医療従事者のための中医学入門
―体質を知ると病気がわかる

2020年9月20日発行　第1版第1刷
2024年3月20日発行　第1版第6刷

著　者　今中　健二

発行者　長谷川　翔

発行所　株式会社メディカ出版
　　　　〒532-8588
　　　　大阪市淀川区宮原3-4-30
　　　　ニッセイ新大阪ビル16F
　　　　https://www.medica.co.jp/

編集担当　里山圭子／渡邊亜希子
　　　　　出路賢之介／有地　太

編集協力　中澤真弥／髙橋宏昌

装　幀　市川　竜

本文イラスト　久場祐愛

組　版　株式会社明昌堂

印刷・製本　株式会社シナノ パブリッシング プレス

ISBN978-4-8404-7199-2　　Printed and bound in Japan

当社出版物に関する各種お問い合わせ先（受付時間：平日9：00～17：00）
●編集内容については、編集局 06-6398-5048
●ご注文・不良品（乱丁・落丁）については、お客様センター 0120-276-115